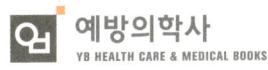

BOSU MASTER와 함께하는

보수 필라테스 교과서
BOSU PILATES

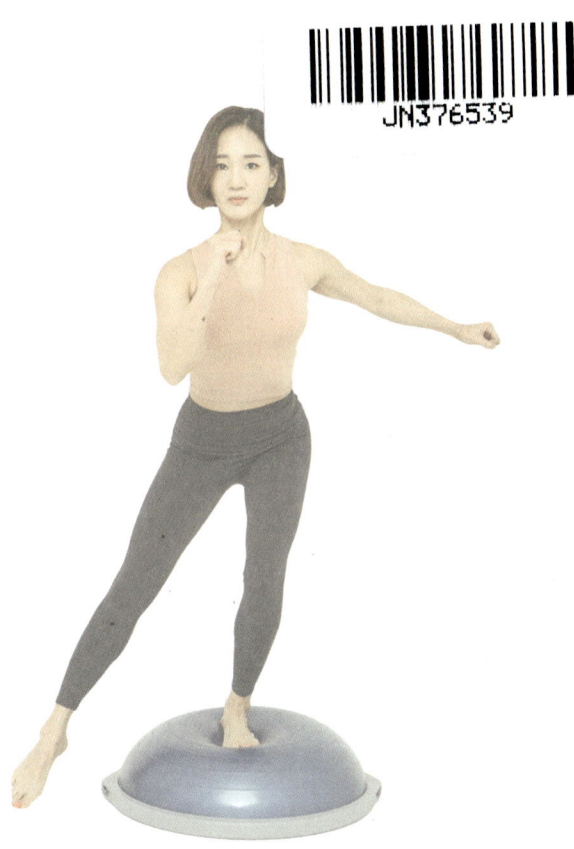

대표저자 양지혜

BOSU MASTER와 함께하는

보수 필라테스
교과서 BOSU PILATES

초판 1쇄 발행　2020년 5월 18일
초판 1쇄 인쇄　2020년 5월 18일

지 은 이　양지혜, 백형진, 조유경, 이진주, 손장원, 박대선, 표정은, 이근호, 염서울, 천호준,
　　　　　김영인, 정지광, 김태현
모　　 델　조유경, 이진주
촬　　 영　김윤희 포토그래퍼

발 행 처　예방의학사
제작지원　㈜나음케어 www.naumfit.co.kr (나음핏건강운동연구소) / naumonshop.co.kr (나음온샵)
의상협찬　프런투라인 www.fron2line.com
문 의 처　010-4439-3169
이 메 일　prehabex@naver.com

인쇄/편집　금강기획인쇄(02-2266-6750)

가　　 격　15,000원
I S B N　979-11-89807-30-6

※ 저자와의 협의에 의해 인지를 생략합니다.
※ 이 책은 저작권법에 의해 보호를 받는 저작물이므로 동영상 제작 및 무단전재와 복제를 금합니다.
※ 잘못된 책은 구입하신 서점에서 교환해 드립니다.

이 도서의 국립중앙도서관 출판예정도서목록(CIP)은 서지정보유통지원시스템 홈페이지(http://seoji.nl.go.kr)와 국가
자료종합목록 구축시스템(http://kolis-net.nl.go.kr)에서 이용하실 수 있습니다. (CIP제어번호 : CIP2020019524)

대표 저자

양지혜
- KBS 스포츠예술과학원 재활스포츠 외래교수
- 차의과학대학교 통합의학대학원 자세체형 전공
- 밴드 필라테스 교과서 대표저자 외 다수 공저

공동 저자

백형진
- 대한예방운동협회 협회장
- 국민대, 한양대, KBS 스포츠예술과학원 교수
- 바디메카닉 연구소 대표

조유경
- BOSU 코리아 보수 마스터
- 아크로필라테스앤번지 원장
- 필라테싱 마스터 크리에이터

이진주
- 아크로 필라테스 앤 번지 전임강사
- 기구 필라테스(C.C.B) 티처
- 필라테싱 Teacher Training Course (2기) 강사

손장원
- ㈜나음케어 차장 / 나음핏_건강운동연구소 소장 (팀장)
- 휘트니스, 운동재활, 소도구 교육기획 11년 (Finland_Gymstick / USA_Trigger Point / USA_Bosu) 마스터

박대선
- ㈜나음케어 / 나음핏_건강운동연구소 과장
- 휘트니스, 운동재활, 소도구 교육마케팅 10년 (USA_Trigger Point / USA_Bosu) 마스터

표정은
- BM pilates&pt 서울대입구점 강사
- 보수 필라테스 교과서 공동저자 이외 다수 공저
- CORE PILATES INSTRUCTTOR COURSE Certicication

이근호
- 국제재활코어필라테스협회 교육강사
- 필라테스 지도자와 교습생을 위한 교과서 시리즈 공동저자
- BOSU 인스트럭터

염서울
- 방문 홈트레이닝 홈핏 우수코치
- 미니볼 필라테스 교과서 공저
- 前 매직바디 필라테스 가양점 센터장

천호준
- 천우스포츠센터 대표
- 국민대학교 스포츠산업대학원 석사
- SFG Lv 1 케틀벨 국제지도자

김영인
- 現 PILATES&PT 유성점 강사
- 前 US TOWN PT전문센터 지점장
- Ki Sports Festival 크로스핏팀 의무지원 트레이너

정지광
- 前)버클필라테스&피티 대표
- FMS 기능성 움직임 평가 전문가
- 컨디셔닝케어 전문가(crs)

김태현
- 現) 테라짐 반포점 강사
- 통증조절 근력운동분석 전문가(kfla)
- 컨디셔닝 케어 전문가(crs)

서문

필라테스 스튜디오에서 밸런스 트레이닝의 대표 제품인 보수(Bosu)는 그룹 수업이나 개인 레슨에서 가장 사랑 받는 소도구 중 하나인 운동기구 입니다. 하지만, 제품의 보급에 비해 관련 지도자 과정이나, 세미나, 서적 등의 자료가 부족하여 많은 사용자들이 활용에 어려움을 겪고 있습니다. 이러한 문제점을 해결하고자 나음핏 건강운동연구소와 보수 마스터들과 함께 보수를 활용한 운동 프로그램을 연구하고 개발하여 정리했습니다.

필라테스 교과서 시리즈 (매트, 리포머, CCB, 폼롤러, 짐볼, 미니볼, 토닝볼, 밴드, 아크배럴, 스파인코렉터, 스프링보드, 점핑보드, 서스펜션, 서클링) 에 이어 보수(Bosu)편은 필라테스의 원칙을 이해하고 원리를 적용하여 다양한 트레이닝 방법을 적용하여 필라테스 스튜디오 뿐만 아니라 집에서도 활용이 가능하도록 웜업과 스트레칭 프로그램을 포함하여 다양한 동작 및 응용법 (280가지)을 담고 있으며, 보수팟(Bosu Pods)을 활용한(39가지)동작을 포함하고 있으며, 이를 통해 그 활용도를 높이고자 출간되었습니다.

2020년 5월 18일
대표저자 양 지 혜

Contents

Part 1	보수 필라테스란(Bosu Ball Pilates)?	8
	보수 필라테스의 장점	9
	보수 종류별 특징	10
	보수의 종류	13
	필라테스 12가지 원리의 이해와 적용	14
	보수 필라테스 자세종류	17
	보수를 활용한 웜업 프로그램 (6가지)	18
	보수를 활용한 스트레칭 프로그램 (28가지)	22

Part 2	보수를 활용한 필라테스	38
	- Supine (62가지)	41
	- Sitting (32가지)	73
	- Side Lying (31가지)	91
	- Prone (32가지)	109
	- 2Point (13가지)	127
	- 4Point (47가지)	135
	- Standing (63가지)	161

Part 3	보수 팟을 활용한 필라테스 (39가지)	197
	부록	220

Bosu Ball Pilates

Bosu Master 와 함께하는
보수 필라테스
교과서

Part 1

보수 필라테스란(Bosu Ball Pilates)?
보수 필라테스의 장점
보수 종류별 특징
보수의 종류
필라테스 12가지 원리의 이해와 적용
보수 필라테스 자세종류
보수를 활용한 웜업 프로그램 (6가지)
보수를 활용한 스트레칭 프로그램 (28가지)

Ⅰ 보수 필라테스란 (Bosu Ball Pilates) ?

보수(BOSU)를 사용하면 필라테스 스튜디오 장비에서 일반적으로 수행되는 많은 동작을 유사하게 할 수 있고 보수는 필라테스 운동을 정확하고 안전하며 효과적으로 다양한 상황에서 경험하고 실행하는 데 도움이 됩니다. 14년 전 미국에서 처음 개발된 보수는 원래 "BOSU"라는 이름은 "Both Sides Up"의 약자로 반원형의 돔 또는 플랫폼에서 사용할 수 있음을 의미합니다. BOSU Balance Trainer 돔을 위로 향하게 하면 불안정하고 역동적인 표면을 제공하는 동시에 안정적으로 유지가 가능합니다. 이 불안정성의 요소를 활용해 필라테스 운동 중에 추가된 도전을 야기하는 요소이며 보수를 필라테스 스튜디오에서 매우 효과적이고 재미있게 만들어 주는 것입니다. 보수를 뒤집어 놓고 돔 면을 아래로 내리면 더욱 도전적인 동작을 만들 수 있습니다. 또한 필라테스 보수 운동은 코어와 몸을 더 높은 차원의 수준으로 활성화 시킵니다. BOSU는 마스터 할 수 없기 때문에 다양한 옵션을 통해 무한한 응용 동작을 만들어 낼 수 있습니다. 보수는 유산소 운동 효과 뿐만 아니라, 체력향상, 균형능력과 유연성 증가 및 미세 조정능력을 향상 시키는데 효과적인 도구 입니다. 그것은 코어 근육과의 연결을 활성화 시켜 강화하고 안정성에 높여주면서 힘을 증가시키고 척추의 가동범위를 증가시킵니다. 보수 필라테스 운동은 롤백과 같은 보다 더 어려운 운동을 하는 척추의 분절 움직임을 도와줄 수 있으며 운동에 필요한 특정 신체 부위의 분리를 도와줄 수 있습니다. 매트 운동은 필라테스 전체 시스템의 핵심이며 출발점인데 보수는 필라테스 매트 운동의 효과를 극대화 시켜 주며 난이도를 높여주기도 하고, 지지해 주어 낮춰 줄 수 있습니다. 코어 안정화, 균형 및 신체의 정렬 연습을 할 때 보수를 추가하면 얻을 수 있는 것의 몇 가지 예로 보수는 활용하면 힘, 유연성, 조정능력 및 균형 능력에 쉽고 효과적으로 활용 가능하며 모든 운동에 추가 할 수 있습니다. 연습 중 보수를 의도적으로 배치하면 필라테스 장비가 설계한것처럼 힘, 스트레치, 조정력 또는 균형력 향상을 목표로 중점을 둡니다.

보수 필라테스의 장점

밸런스와 코어 트레이닝은 인간이 가지고 있는 고유의 기능을 향상 시키기 위해서는 필수적인 요소입니다. 우리의 삶에서도 밸런스가 중요하다고 하듯이 몸의 밸런스가 맞아야 올바르게 움직일 수 있고 필라테스를 할 때에도 밸런스가 매우 중요합니다. 우리 몸의 밸런스 시스템은 3가지로 구성되어 있는데 시각 (oculomotor system), 청각 (vestibular system), 그리고 고유 수용성 감각 (proprioceptive system) 등이 있습니다. 한 발로 선 채로 균형을 잘 잡고 있어도 눈을 감는 순간 발란스가 무너지게 되며, 부상을 당한 부위가 있다면 또한 밸런스를 잡기는 쉽지가 않을 것입니다. 여기서 고유 수용성 감각은 쉽게 설명하면 근육, 힘줄, 인대에 있는 센서 역할을 하는 감각 기관이라고 할 수 있습니다. 이러한 센서들은 움직임에 즉각적인 반응을 하여 중추 신경계 (CNS: central nervous system)로 신호를 보내어, 올바르게 움직이고 반응 할 수 있도록 합니다. 하지만, 부상을 당한 경우, 이 고유 수용성의 기능이 떨어지거나 사라지기 때문에 근력 운동을 통하여 이 센서를 다시 작동 할 수 있도록 해야 합니다. 그래서, 부상 후, 밸런스가 무너지게 되지만, 여러 가지 단계적 재활 운동을 통하여 차츰 발란스를 되찾을 수 있게 됩니다. 또한, 나이가 들면, 청각과 시각의 기능이 떨어지게 되고 근력의 약화로 인해서 고유 수용성 감각의 기능이 저하됨으로 인해 자주 넘어지거나 움직일 때 흔들림이 많을 수 밖에 없습니다.

보수를 사용하면 고객의 체력 수준을 향상 시킬 수 있고 단계별로 적응할 수 있으며, 균형, 조정 및 신체 인식을 개선하는 동시에 몸 전체를 조절하는 데 도움이 됩니다. 어린이, 노인, 남녀, 부상자 또는 엘리트 선수들 까지도 폭 넓게 적용이 가능합니다. 또한 그룹 필라테스 운동에도 적용이 가능합니다. 몸 전체를 컨디셔닝 하고 재미 있게 적용하여 일상이 오래되고 지루해지지 않도록 합니다. 그리고 보수는 재활 및 치료적 운동에 효과적입니다. 균형과 힘을 향상시키는 데 도움을 주기 때문에 수년간 재활 및 암환자 운동 프로그램에 일부로 적용되고 있으며, 균형 감각 상실, 강도 저하 및 골다공증 등 여러가지 암 치료로 인한 잠재적 부작용으로 암환자에게 이러한 기능을 회복 시켜줄 수 있는 운동 프로그램이 필요로 하는데, 보수를 활용하면 보수의 특성인 부드럽게 튕기는 것을 통해 림프액의 흐름을 자극하는데 도움이 되면서 림프 배수를 촉진하고 림프 부종을 예방하고 관리하는 데 좋은 역할을 합니다.

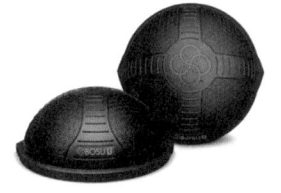

보수 필라테스

보수 종류별 특징

BOSU Pro

보수 프로는 기존 베이직 모델을 업그레이드하여, 플랫폼 (바닥 판)을 더 단단하고 안정적으로 개선하고 돔의 내구성과 탄력성을 높인 전문가용 버전이 보수 프로입니다. 보강된 강도와 높아진 탄성도는 역동적이고 기능적인 트레이닝에도 적합하며, 기존 보수 베이직의 미끄럼 방지 풋 대신 특수 처리된 플랫폼에 (듀얼오버몰드) 논슬립 고무판이 바닥 전면에 코팅되어 역동적이고 활동적인 동작에서도 최상의 안정성을 제공합니다. 또한 기존 65cm 기본 스탠다드 사이즈의 80% 정도의 불안정성을 제공하고 전문 피트니스 용 장비로 추천하며 역동적인 탄력감을 제공하여 업그레이드되서 안정감 있는 플랫폼 역할을 합니다.

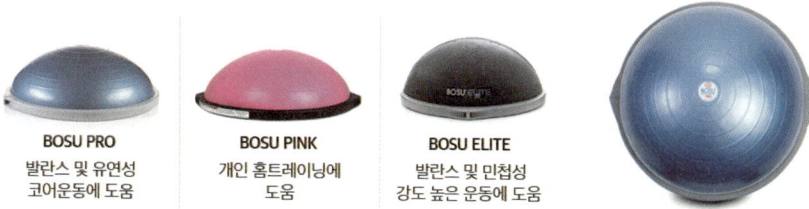

BOSU PRO
발란스 및 유연성
코어운동에 도움

BOSU PINK
개인 홈트레이닝에
도움

BOSU ELITE
발란스 및 민첩성
강도 높은 운동에 도움

BOSU ELITE

보수 엘리트는 보수 프로의 특별 버전으로 스피드, 파워, 자세, 발란스를 보완하는 프로그램을 위해 개발되었고, 파워 존과 파워 라인을 통해 운동을 하는 동안 정확한 운동 자세를 유지할 수 있습니다. 또한 기존 보수 프로보다 단단한 고무 소재로 제작되어 견고하고 안정성이 높고, 최대 허용 중량이 약 900kg으로 내구성이 우수하며 벌집 모양 미끄럼 방지 처리로 격렬한 운동 시에도 안정적인 자세를 취할 수 있어 강도 높은 훈련에 사용하면 좋습니다.

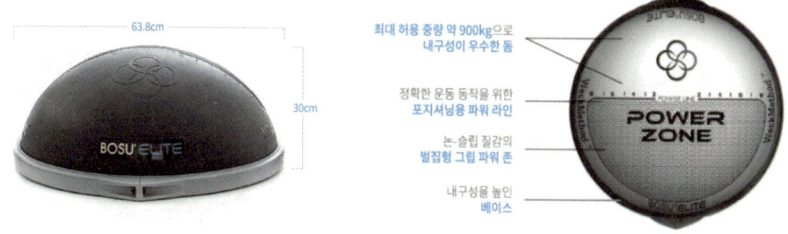

보수 필라테스

소프트 타입의 발란스 운동을 위한
보수 프로 (BOSU PRO)

Balanced Flexibility
Core Activation
Prehabilitation

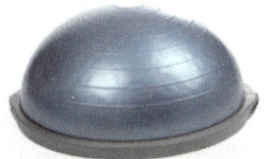

BOSU PRO

- 발 및 발목 관절의 조정능력 및 ROM 증대
- 체성 감각 발달 / 신경근육체계의 재교육
- 코어의 안정화(강화) / 척추심부근육 자극
- 안정되어 있지만 다이나믹한 COG
- 안정화 운동에 적합한 불안정한 표면
- 전신의 기능 및 움직임 통합 운동
- 신체반응 및 반사균형능력 최적화

하드타입의 강도높은 운동을 위한
보수 엘리트 (BOSU ELITE)

Speed Agility Quickness
Dynamic Warm-up
Functional Strength

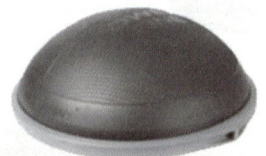

BOSU ELITE

- 강한 충격과 높은 하중이 가해지는 운동에 적합
- 딥스쿼트 및 게이트, 발과 발목의 움직임에 적합한 메커니즘
- 무거운 웨이트를 들고하는 운동에 적합
- 다이나믹하고 파워풀한 무브먼트 트레이닝에 최적
- 운동역학적으로 신체정렬 유지가 용이함
- 점프능력 트레이닝, 빠른속도의 러닝 등에 적합
- 골반균형, 고관절 강화 및 기능증대

BOSU PRO
- 발란스 및 유연성/코어운동에 도움
- 불안정한 표면으로 불안정한 신체 접점

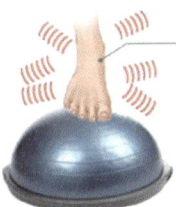

별도의 표면 처리가 없어 관절을 안정적으로 유지하기 어려움

BOSU ELITE
- 발란스 및 민첩성/강도 높은 운동에 도움
- 스프링보드에 선 것과 같이 상하로 바운스 되어 안정적인 신체 접점

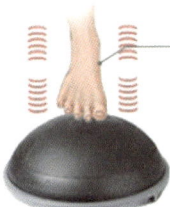

파워존과 파워라인으로 관절을 안정적으로 유지하는데 용이함

보수 필라테스

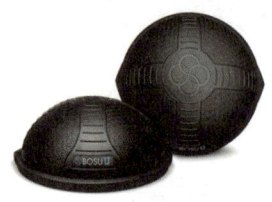

BOSU Nexgen Pro

보수 넥스젠 프로는 내구성이 우수한 PVC로 제작되었으며 표면에 미끄럼 방지 패턴과 4개의 사면이 분리되어 기존 제품에 비해 안정적인 자세와 정확한 운동 및 동작 구현이 가능합니다.

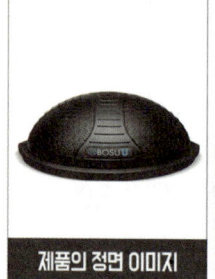
제품의 정면 이미지

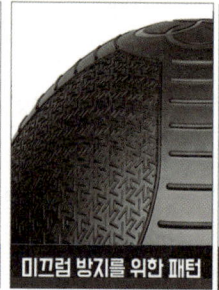
미끄럼 방지를 위한 패턴

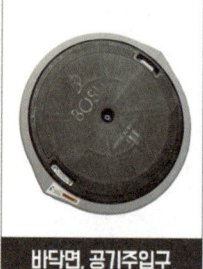
바닥면, 공기주입구

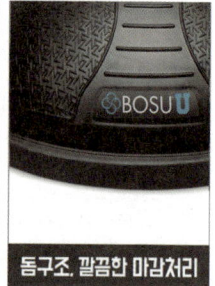
돔구조, 깔끔한 마감처리

보수 보관방법

피트니스 센터나 필라테스 스튜디오에서 보수 발란스 트레이너를 사용하는 곳에서는 항상 제품을 효율적으로 보관할 수 있는 솔루션을 필요로 합니다. 특히 보수나 보수처럼 쌓아 올리는 것이 마땅치 않은 장비는 제품의 외관이나 특성에 적합한 보관 장소가 필요합니다. 특히 보수 돔 부분과 바닥이 만나면 안됩니다. 화학 반응이 일어나 끈적한 물질 발생할 수 있습니다. 그렇기 때문에 바닥은 바닥끼리, 돔은 돔끼리 마주보도록 보관을 해야 합니다.

보수 필라테스

보수의 종류

보수 볼은 다양한 용도에 따른 종류와 컬러를 가지고 있다.

품명	사진	개요	최대 하중	강도	구성품	색상	사이즈
보수 핑크 BOSU PINK		개인 홈트레이닝에 최적화된 소프트 타입의 보수	113.3kg	소프트	본품, 에어펌프, DVD	핑크	638x 645mm, 9kg
보수 프로 BOSU PRO		그룹 트레이닝에 최적화된 베이직 타입의 보수	158.7kg	베이직	본품, 설명서, 에어펌프	블루	638x 645mm, 9kg
보수 넥스젠 프로 BOSU NEXZEN PRO		미끄럼 방지 패턴으로 안정성을 높인 베이직 타입의 보수	158.7kg	베이직	본품, 설명서, 에어펌프	블랙	638x 645mm, 9kg
보수 엘리트 BOSU ELITEE		강도높은 트레이닝에 최적화된 하드타입의 보수	204.1kg	하드	본품, 설명서, 에어펌프	블랙	638x 645mm, 8.6kg
보수 팟 BOSU POD		다양한 응용동작이 가능한 핸디형		베이직	본품	블루/ 그레이	152x 152mm, 0.45kg

필라테스 12가지 원리(Principle)의 이해와 적용

1. 집중 (Concentration)

첫 번째, 집중의 원리로 동작에 집중하여 신체와 정신을 연결해야 하는데 특히 보수 필라테스는 보수이라는 불안정한 도구를 활용해 실시하기 때문에 동작을 바르게 이해하기 위해서는 가장 먼저 동작에 집중하여 신체의 어느 부위든, 어느 움직임이든 간과해선 안되고 지금 하고 있는 동작에 항상 집중해서 실시를 해야만 합니다.

2. 조절 (Control)

두 번째, 신체를 동작의 처음부터 끝까지 집중하여 동작의 모든 면을 조절해야 하는데 보수를 이용하면 자연스럽게 무게 중심을 잡는 과정에서 크게 보이는 몸의 동작 뿐만이 아니라, 손가락, 머리, 발가락까지의 자세, 허리의 만곡, 손목의 회전, 다리의 벌림이나 오므림 균형을 잡기 위해 계속해서 조절해야 하기 때문에 조절 능력을 향상시키는데 도움이 됩니다.

3. 호흡 (Breathing)

세 번째, 필라테스 호흡법을 이용하여 파워하우스를 강화시킬 수 있는 효과가 있는데, 보수 필라테스를 하는 동안 파워하우스에 집중한 상태에서 호흡을 컨트롤 하고, 호흡법을 이용하며 동작해야 합니다.

4. 중심화 (Centering)

네 번째, 늑골 하부에서 장골능 사이의 부위를 '코어(core)'라 지칭하고, 조셉은 이를 '파워하우스'라 얘기하며, 코어는 모든 신체 동작의 시작으로 필라테스의 목적은 이 코어를 안정화 하는 것입니다. 보수 필라테스는 보수의 특성이 불안정성으로 코어를 활성화하는데 특화된 소도구로 다른 도구보다 코어 트레이닝에 특화되어 있습니다.

5. 정확성 (Precision)

다섯 번째, 보수 필라테스를 하는 동안 각 동작은 '양'보단 '질'이 우선적으로 고려돼야 하며, 특히 임산부 필라테스는 동작을 정확하게 움직일 수 있게 해야 하는 것입니다.

6. 유동적 움직임 (Flowing Movement)

여섯 번째, 보수 필라테스 동작은 뻣뻣하거나 급작스럽지도, 너무 빠르거나 너무 느리지도 않게 움직임이 생성되어야 하며, 동작은 처음부터 끝까지 부드럽고 유동성 있게 일어나야 합니다.

7. 인식(Awareness)

일곱 번째, 인체의 감각을 인식하여 의식적인 조절을 하고자 하는 것입니다. 인체의 감각과 정보에 집중하고 인식하여야 무의식적인 반사적 동작을 하지 않게 되는데, 전통 필라테스의 '조절'이 신경의 운동기능을 강조한 것이라면, 현재의 '인식'은 신경의 감각기능을 강조한 것입니다.

8. 신연(Lengthening)

여덟 번째, 조셉은 모든 동작에 신연을 포함시켰는데, 관절의 신연이 일어나면 관절은 최대의 동작 범위로 가동되며, 코어는 최대한 멀리 가게 되어 지렛대 효과를 가져오게 됩니다. 필라테스 동작에서 관절의 신연시 근육은 관절의 최대 동작 범위와 저항의 최대치로 운동할 수 있으므로 구심성 수축이 일어나는 운동만이 아니라 원심성 수축이 일어날 수 있게 움직이며 코어의 적절한 지지가 있어야 하며 보수 운동 시 특히 이 부분이 중요합니다.

9. 정렬(Alignment)

아홉 번째, 호흡은 근육의 작용으로 이루어집니다. 호흡근의 대부분은 자세를 유지할 때 사용되는 근육이므로, 보수 필라테스를 하는 동안 호흡과 자세는 바른 정렬을 유지하는데 적용되는 것이며, 올바른 호흡은 올바른 자세에서 이루어지는 것입니다.

10. 척추의 분절화(Spinal articulation)

열 번째, 조셉은 롤링 동작에서 척추의 신연과 분절을 강조하였고, 척추의 분절 시 척추의 작은 근육들을 포함한 모든 근육을 운동시키고 작은 근육들이 발달되면서 자연적으로 큰 근육들을 강화하는데 도움이 된다고 했는데, 특히 보수를 활용하면 반중력상태로 척추의 부담을 덜어주며, 미세 조절로 강화와 분절화에도 도움이 됩니다.

11. 협응성(Coordination)

열한 번째, 조셉은 '신체와 정신의 완벽한 균형이란 신체와 정신의 완벽한 협응' 이라고 하였습니다. 협응이란 다수의 근육들이 연합하여 복잡한 목적 동작을 만드는 것이고, 협응성을 통하여 동작의 유동성을 만들 수 있으며, 한 동작에서 다음 동작으로 부드럽게 전환시킬 수 있어야 하기 때문에 보수 필라테스에서 제시하는 다양한 시퀀스와 베리에이션을 통해 협응성을 높여 보길 바랍니다.

12. 지속(Persistence)

열두 번째, 운동의 효과는 장시간에 걸쳐서 점진적으로 나타나게 되는데, 지속력은 특히 필라테스 초보자에게 강조되는 원리로 보수를 통해 끊임없이 근육의 자극을 주며 지속적 운동의 효과를 누릴 수 있습니다.

▎보수 필라테스 자세 종류

모든 운동에서와 마찬가지로 보수 필라테스에서도 기본자세가 매우 중요합니다.

잘못된 자세에서의 운동은 손상과 급·만성 통증을 야기하고 부상으로 운동 효과를 떨어뜨려 운동을 중단하게 되는 직접적인 원인이 됩니다 따라서 보수 운동의 기본자세가 제시되고 있는 모든 자세에서 적용됨을 주의하고 각 동작에서 오류 동작이 나오지 않도록 주의해야 합니다.

다음은 모든 동작의 기본자세를 설명한 것이다.
- 필라테스의 원리를 잘 접목하여 동작을 실시해야 한다.
- 동작에서 경추, 흉추, 요추는 해부학적 기본 자세인 중립을 유지한다.
- 중립 자세를 벗어난 척추의 과도한 굴곡, 신전은 상해의 원인으로 주의해야 한다.
- 시선은 정면을 보며, 동작에 따라 시선이 이동해야 한다.
- 가슴은 펴고, 견갑골이 약간 척추 쪽으로 모은 자세를 유지해야 한다.
- 복부 근육의 긴장감을 유지하며 복강 내의 일정한 압력이 존재해야 한다.

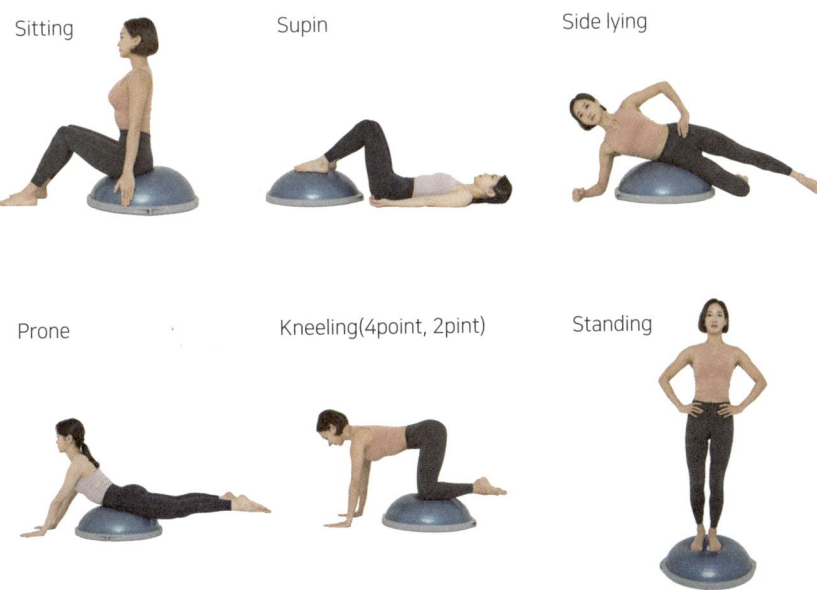

▎보수를 활용한 웜업 (Warm Up) 프로그램

보수 웜업 적용 가이드

웜업은 각종 운동 부하에 있어서 운동 적응 상태로까지 신체 컨디션을 높여 그 부하를 원활히 함과 동시에 장애 없이 실시하고, 실시 후의 피로를 줄이기 위해서 하는 준비운동 과정을 웜업이라고 하며, 운동 부하의 종류에 따라 다르지만, 보통 비교적 가벼운 운동으로 근육이나 힘줄의 충분한 스트레치, 심폐 활동의 알맞은 촉진과 말초 순환의 활발화 등을 초래하고 동시에 심리적인 준비 상태도 갖춰야 합니다. 조금 땀이 밸 정도를 목표로 하는 것이 적당하며, 따라서 추운 날에는 그만큼 긴 시간의 웜업을 요합니다.

그 중에서도 보수를 이용한 웜업은 보수에 앉아서 가벼운 반동을 활용해서 실시하는 것이 효과적이며, 호흡을 가다듬으며, 본격적인 보수 필라테스를 실시할 준비를 합니다. 이러한 웜업 과정을 통해 근육의 온도가 상승하게 되고 따뜻해진 근육은 더 강하게 수축하고 더 빨리 이완되어 부상은 물론 근육이 감당할 수 있는 이상의 위험을 줄일 수 있습니다.

전반적인 체온의 상승은 근육의 탄력성이 향상되기 때문이며, 속도와 근력을 증가시켜 주고 혈액 온도를 상승시키는데 도움을 줍니다. 온도 상승은 헤모글로빈에 대한 산소의 결합이 약해져서 근육에 더 쉽게 공급되어 지구력을 향상 시키는데도 효과적이며, 혈관을 확장시켜 혈류의 흐름에 도움을 줌으로써 심장의 스트레스를 덜어주게 되어 가동범위가 증가하게 됩니다.

신체의 열 분산 메커니즘을 활성화하면 몸은 효과적으로 냉각되기 때문에 초기에 과열을 방지할 수 있으며, 호르몬의 변화가 생기면서 에너지 생성을 조절하는데 관여하는 코티솔과 부신호르몬을 포함해서 다양한 호르몬의 생산이 증가되어 더 많은 탄수화물과 지방산을 만들게 해주고, 정신을 맑게 하고 집중력을 높여주어 보수 필라테스의 효과를 더 극대화 해 줄 수 있습니다.

BOSU 홈트(유산소) 10분 운동 영상

https://youtu.be/JWKOnEYW64o

앵클 워킹 (Ankle Walking)

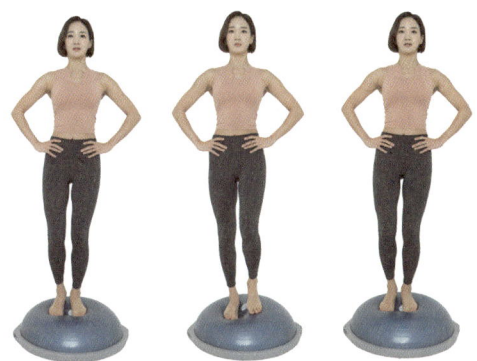

1. 보수 위에 올라서서 양손으로 골반을 잡고 시작 자세를 취한다.
2. 호흡을 자연스럽게 하면서 발목만 이용해서 제자리 걷기를 실시한다.
3. 호흡을 5~10회 하면서 양쪽 발목을 번갈아가면서 30초에서 1분간 실시한다.

> **Tip** 발목 부상 예방을 위해 발목을 가볍게 움직이며 실시한다.

파워 워킹 (Power Walking)

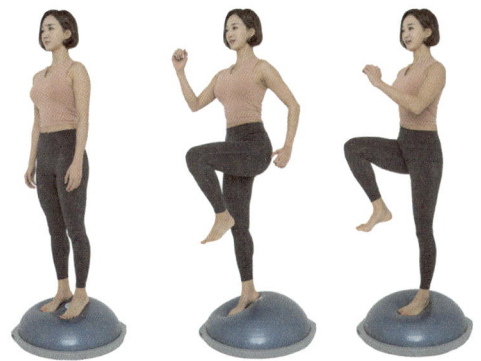

1. 보수 위에 올라서서 양손을 골반 옆에 놓고 시작 자세를 취한다.
2. 호흡을 하면서 팔을 앞뒤로 흔들며 무릎을 올려 제자리 걷기를 실시한다.
3. 제자리를 걸으면서 호흡을 5~10회 하면서 30초에서 1분간 실시한다.

> **Tip** 팔과 다리를 교차하며 최대한 힘차게 움직이며 실시한다.

▎돔 스쿼트 (Dome Squat)

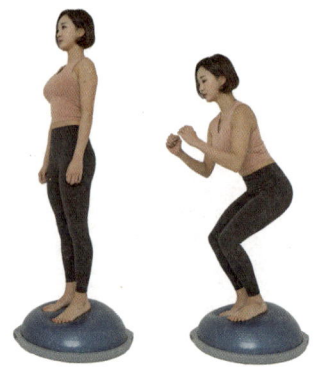

1. 보수 위에 올라서서 양손을 골반 옆에 놓고 시작 자세를 취한다.
2. 호흡을 내쉬며 양손을 앞으로 뻗으며 무릎을 구부려 스쿼트를 한다.
3. 호흡을 들이마시며 시작 자세로 돌아와 5~10회 반복해서 실시한다.

Tip 척추와 하지의 정렬을 유지하며 진행한다.

▎센터 사이드 터치 (Center Side Touch)

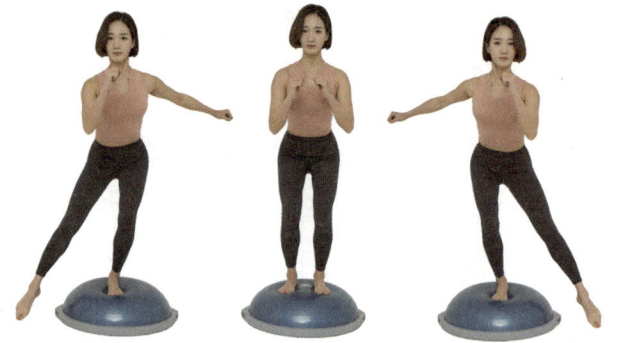

1. 보수 위에 올라서서 양손을 가슴 앞에 놓고 무릎을 구부려 시작 자세를 취한다.
2. 호흡을 내쉬며 한쪽 다리의 발끝으로 반대쪽 무릎을 구부리면서 바닥을 터치 한다.
3. 호흡을 들이마시며 시작 자세로 돌아가 반대쪽 방향을 실시하며 번갈아가면서 반복한다.

Tip 지지하는 다리의 하지의 정렬과 골반의 균형을 유지하며 실시한다.

스쿼트 투 사이드 (Squat To Side)

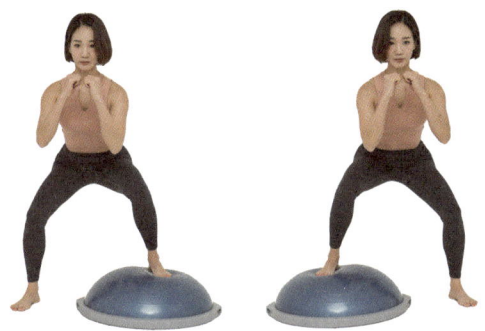

1. 보수 위에 한쪽 발을 올리고 양손을 가슴 앞에 놓고 시작 자세를 취한다.
2. 호흡을 내쉬며 스쿼트를 했다가 일어나면서 옆으로 점프해서 스쿼트 하면서 착지한다.
3. 호흡을 들이마시고 내쉬며 반대쪽 방향을 실시하며 양쪽 방향을 번갈아 가면서 실시한다.

Tip 점프를 최대한 높게 뛰며 착지는 부드럽게 깊게 앉으며 실시한다.

어라운드 퀵 푸시 (Around Quick Push)

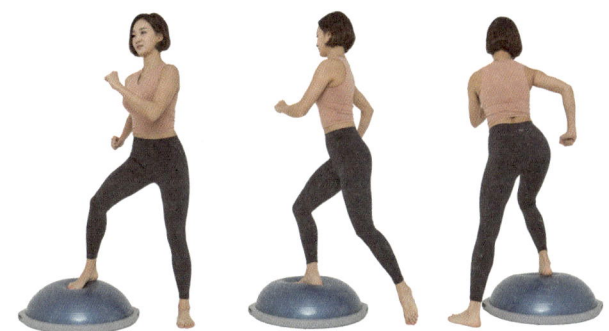

1. 보수 위에 한쪽 발을 올리고 팔꿈치를 구부리고 양손을 가슴 앞에 놓고 시작 자세를 취한다.
2. 호흡을 하면서 보수 위에 발은 유지한 상태에서 한쪽 방향으로 원을 그리며 번갈아 가면서 걷는다.
3. 시작 위치로 돌아오면 반대쪽 방향으로 원을 그리며 실시하고 발을 바꿔서 반복한다.

Tip 보수를 중심으로 원을 그리며 팔을 앞뒤로 움직이면서 실시한다.

l 보수를 활용한 스트레칭 (Stretching) 프로그램

스트레칭 적용 가이드

스트레칭은 관절에 작용하는 근육을 포함한 관절 주변 조직에 신장 자극을 가함으로써 근육의 탄력성을 높이고 관절의 가동 범위를 확장시키는 방법으로 모든 운동 프로그램에 포함되어야 할 중요한 요소이며 유연성이 결여되면 신체의 활동 범위가 제한되고, 무리한 동작이 나타나 상해의 위험성이 높아 질 수 있습니다.

앞으로 소개할 스트레칭을 효과적으로 실시하기 위한 최적의 방법은 다음과 같은데 준비운동과 스트레칭은 같은 개념이 아니라는 것을 분명히 할 필요가 있습니다. 준비운동은 격렬한 운동에 앞서 신체를 준비하기 위해 근육의 온도뿐만 아니라 몸 전체의 체온을 증가시키는 활동이라는 것을 인식해야 합니다.

- 근육의 신장된 자세에서의 유지는 보통 15~30초 정도가 적당하다.
- 각 동작 당 반복 회수는 3~5 회 정도가 적당하다.
- 일반적으로 대근육 중심의 정적 스트레치가 권장된다.
- 운동의 종류에 따라 동적 스트레치가 필요한 경우도 있다.
- 신장 자세에서는 근육이 약간 긴장된 상태를 유지하는 정도가 적당하다.
- 동작 중 불편함이나 통증을 느끼면 중지한다.
- 근육의 신장을 유지하는 동안 호흡은 멈추지 않도록 주의해야 한다.
- 특히 보수 운동시에는 발목 부상에 주의하며 웜업과 스트레칭 후 본 운동에 들어가야 한다.

스텐딩 카프 스트레치 (Standing Calf Strech)

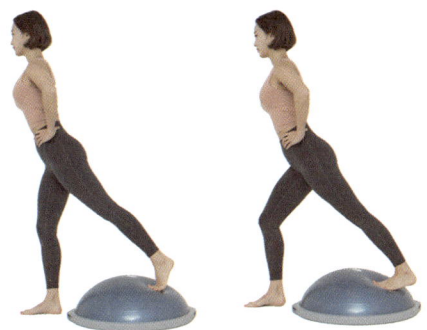

1. 한쪽 발목을 보수 위에 올리고 보수 앞에 서서 시작 자세를 취한다.
2. 호흡을 내쉬며 발목을 당기며 뒤꿈치를 누르며 종아리 근육을 스트레칭 시킨다.
3. 호흡을 조절하면서 10초에서 15초간 3~5세트 반복하고 반대쪽 다리를 실시한다.

Tip 호흡에 집중하며 운동을 하는 동안 임프린트를 유지하며 실시한다.

닐링 카프 스트레치 (Kneeling Calf Strech)

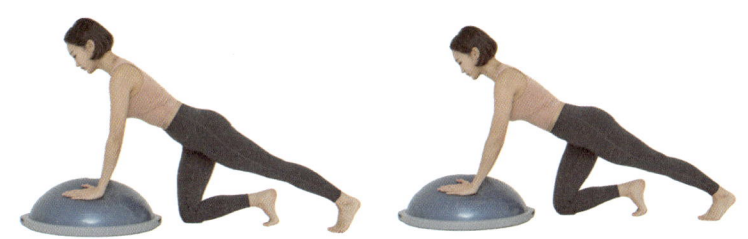

1. 보수 위에 양손을 올리고 푸시업 자세에서 한쪽 무릎을 구부리고 시작 자세를 취한다.
2. 호흡을 내쉬며 무게중심을 뒤로 이동하면서 피고 있는 발목의 뒤꿈치를 바닥으로 내린다.
3. 호흡을 들이마시며 시작 자세로 돌아와 5~10회 반복 후 반대쪽 방향을 실시한다.

Tip 발목의 관절 기능 향상과 종아리 근육이 충분히 이완 될 수 있도록 실시한다.

▌햄스트링 스트레치 (Hamstring Strech)

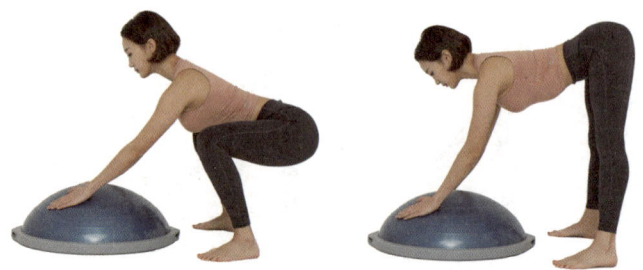

1. 보수 위에 양손을 올리고 무릎을 구부리고 스쿼트 자세에서 시작 자세를 취한다.
2. 호흡을 내쉬며 구부리고 있던 무릎을 펴면서 무게중심을 뒤로 이동시킨다.
3. 호흡을 들이마시며 시작 자세로 돌아와 5~10회 반복 실시한다.

> **Tip** 척추와 무릎을 곧게 펴면서 엉덩이를 들어 햄스트링을 스트레칭 시키면서 실시한다.

▌앵클 펌프 (Ankle Pump)

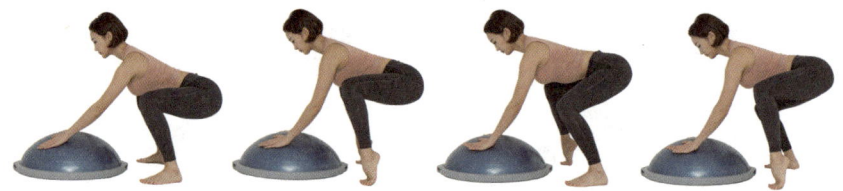

1. 보수 위에 양손을 올리고 무릎을 구부리고 스쿼트 자세로 시작 자세를 취한다.
2. 호흡을 내쉬며 바닥에서 뒤꿈치를 양쪽을 동시에 들어 올린다.
3. 호흡을 들이마시며 시작 자세로 돌아가 내쉬며 한쪽 발목씩 번갈아 가며 실시한다.

> **Tip** 양쪽을 먼저 실시하고 좌우 차이가 있다면 한쪽씩 번갈아 가면서 하며 좌우를 맞추며 실시한다.

앵클 워킹 (Ankle Walking)

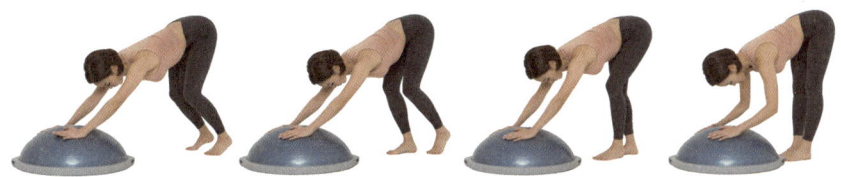

1. 보수 위에 양손을 올리고 무릎을 구부리고 푸시업 자세로 시작 자세를 취한다.
2. 호흡을 내쉬며 한쪽 발목씩 사용해서 엉덩이를 들어 올리며 보수 가까이 걸어간다.
3. 호흡을 들이마시며 역순으로 시작 자세로 돌아와 5~10회 반복 실시한다.

Tip 발목부터 시작해서 햄스트링과 척추를 스트레칭하며 실시한다.

캣 스트레칭 (Cat Stretch)

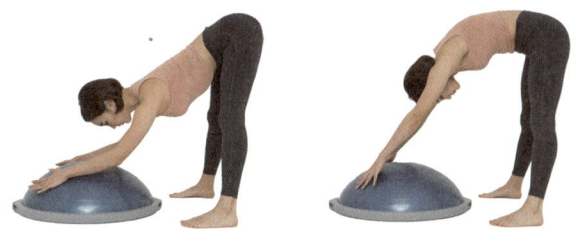

1. 보수 위에 양손을 엉덩이를 뒤로 빼고 상체를 숙이고 시작 자세를 취한다.
2. 호흡을 내쉬며 배꼽을 당기면서 척추를 분절해서 말아 올리며 스트레칭 시킨다.
3. 호흡을 들이마시며 역순으로 시작 자세로 돌아와 5~10회 반복 실시한다.

Tip 척추의 상위 분절부터 단계별로 움직이며 실시한다.

▍암 로테이션 리치 (Arm Rotation Reach)

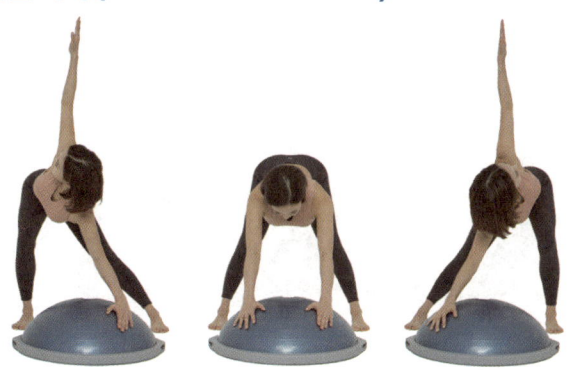

1. 보수 위에 양손을 엉덩이를 뒤로 빼고 상체를 숙이고 시작 자세를 취한다.
2. 호흡을 내쉬며 한쪽 방향으로 팔을 들어 반원을 그리며 시선과 함께 회전한다.
3. 호흡을 들이마시며 시작 위치로 돌아가 반대쪽 방향으로 실시하고 번갈아가면서 반복한다.

> **Tip** 골반을 회전 방향으로 이동시키며 흉추를 회전시키며 가슴과 팔을 스트레칭 시킨다.

▍암 스윙 로테이션 (Arm Swing Rotation)

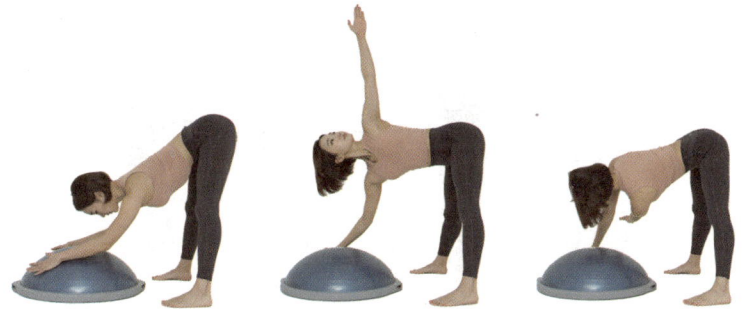

1. 보수 위에 양손을 엉덩이를 뒤로 빼고 상체를 숙이고 시작 자세를 취한다.
2. 호흡을 내쉬며 한쪽 방향으로 팔을 들어 반원을 그리며 시선과 함께 회전한다.
3. 호흡을 들이마시며 시작 위치로 돌아가 겨드랑이 사이로 팔을 넣으며 상체를 더 회전시킨다.
4. 한쪽 방향을 5~10회 실시한 후 손을 바꾸어 반대쪽 방향을 실시한다.

> **Tip** 흉추의 가동성과 능형근을 스트레칭 시키며 실시한다.

캣 카멜 (Cat Camel)

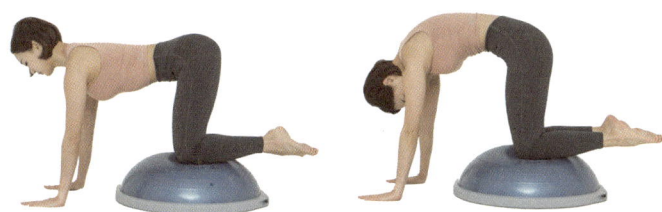

1. 양손을 바닥에 짚고 보수 위에 무릎을 구부리고 올라가서 시작 자세를 취한다.
2. 호흡을 내쉬며 배꼽을 당기면서 척추를 분절해서 말아 올리며 스트레칭 시킨다.
3. 호흡을 들이마시며 시작 자세로 돌아와 5~10회 반복 실시한다.

Tip 척추를 분절 능력 향상을 위해 곡선이 될 수 있도록 코어를 수축하며 실시한다.

어라운드 캣 카멜 스트레치 (Around Cat Camel Stretch)

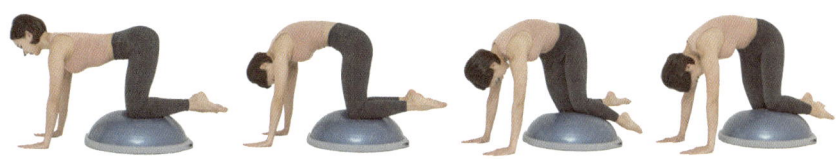

1. 양손을 바닥에 짚고 보수 위에 무릎을 구부리고 올라가서 시작 자세를 취한다.
2. 호흡을 내쉬며 복부를 수축시키며 끌어올린 상태에서 상체를 한쪽 방향으로 원을 그리며 실시한다.
3. 호흡을 들이마시며 시작 위치로 돌아가 반대쪽 방향으로 번갈아 가며 반복한다.

Tip 척추의 곡선을 유지하며 큰 원을 그려 흉추의 가동성을 향상시키며 실시한다.

스파인 스트레치 포워드(Spine Stretch Forward)

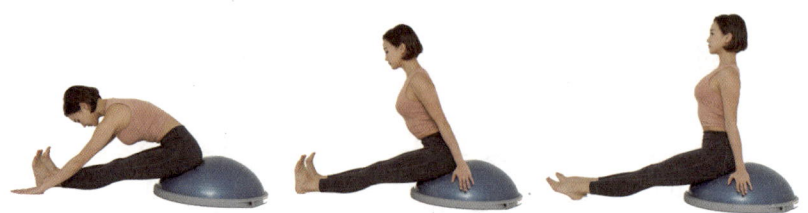

1. 보수 위에 앉아 두 다리를 펴고 발목을 당긴 상태에서 보수를 잡고 시작 자세를 취한다.
2. 호흡을 내쉬며 복부를 수축시키며 양손으로 바닥을 짚고 앞으로 뻗으며 척추를 굴곡한다.
3. 호흡을 들이마시며 시작 자세로 돌아와 5~10회 반복 실시한다.

> **Tip** 척추 분절의 유연성과 익상 견갑을 개선 시키는데 효과적인 동작이다.

원 레그 스파인 스트레치 포워드 (Own Leg Spine Stretch Forward)

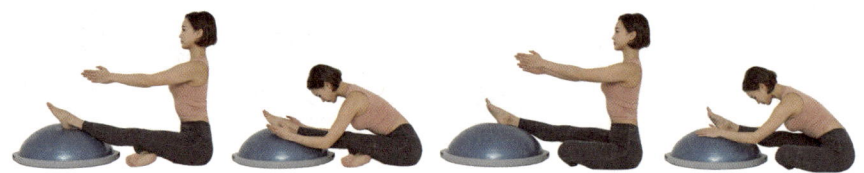

1. 보수 위에 한쪽 다리를 올리고 반대쪽 무릎은 접고 양손을 뻗은 상태에서 시작 자세를 취한다.
2. 호흡을 내쉬며 복부를 수축시키며 앞으로 뻗으며 고개를 숙이며 척추를 굴곡한다.
3. 호흡을 들이마시며 시작 자세로 돌아와 5~10회 반복 후 다리를 바꾸어 실시한다.

> **Tip** 햄스트링과 둔근 및 척추 분절의 유연성을 개선하는데 효과적인 동작이다.

더블레그 스파인 스트레치 포워드 (Double Leg Spine Stretch Forward)

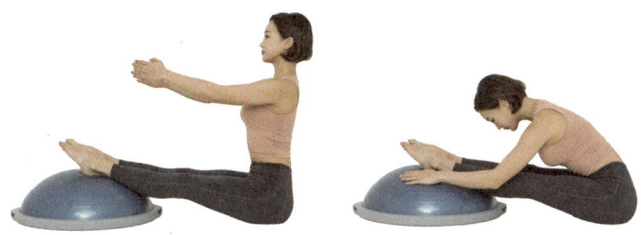

1. 보수 위에 두 다리를 올리고 양손을 가슴 앞에 뻗은 상태에서 시작 자세를 취한다.
2. 호흡을 내쉬며 복부를 수축시키며 앞으로 뻗으며 고개를 숙이며 척추를 굴곡한다.
3. 호흡을 들이마시며 시작 자세로 돌아와 5~10회 반복 실시한다.

Tip 균형을 유지하며 동작이 익숙해지면 발목을 당기면서 실시하면 더 효과적이다

피리포미스 스트레칭 (Piriformis Stretch)

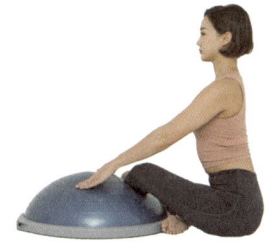 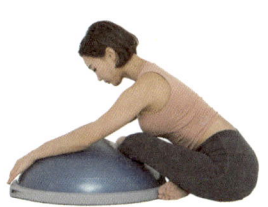

1. 보수 앞에 무릎을 구부리고 앉아 한쪽 다리를 접은 상태로 올리고 시작 자세를 취한다.
2. 호흡을 내쉬며 다리를 올린 상태에서 보수를 잡고 상체를 숙이며 이상근을 스트레칭 시킨다.
3. 호흡을 하며 15~30초 정도 스트레칭 후 시작 자세로 돌아와 다리를 바꾸어 실시한다

Tip 둔근에 스트레칭을 느끼며 단계별로 무릎을 바깥쪽으로 이동시키며 실시하면 더 효과적이다.

싸이 스트레칭 (Thigh Stretch)

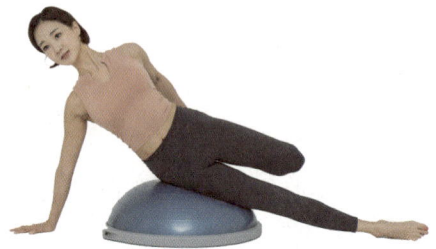

1. 보수 위에 옆으로 기대서 한쪽 다리는 뻗고 위쪽 다리는 무릎을 접어 잡고 시작 자세를 취한다.
2. 호흡을 내쉬며 발목을 뒤쪽으로 잡아당기며 허벅지 앞쪽을 스트레칭 시킨다.
3. 호흡을 하며 15~30초 정도 스트레칭 후 시작 자세로 돌아와 다리를 바꾸어 실시한다.

Tip 보수 위에서 골반의 균형을 유지하며 실시한다.

닐링 사이드 스트레칭 (Kneeling Side Stretch)

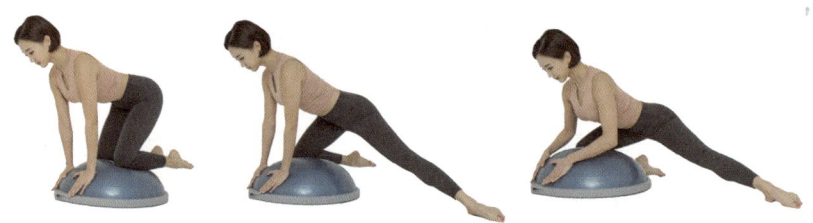

1. 보수 위에 무릎을 구부리고 올라가서 양손을 짚고 시작 자세를 취한다.
2. 호흡을 내쉬며 한쪽 다리를 옆으로 뻗으면서 옆으로 이동하여 내전근을 스트레칭 시킨다.
3. 호흡을 하며 15~30초 정도 스트레칭 후 시작 자세로 돌아와 다리를 바꾸어 실시한다.

Tip 내전근이 충분히 늘어나면 발끝 방향을 위쪽으로 바꾸고 실시하면 더 효과적이다.

닐링 크로스 스트레칭 (Kneeling Cross Stretch)

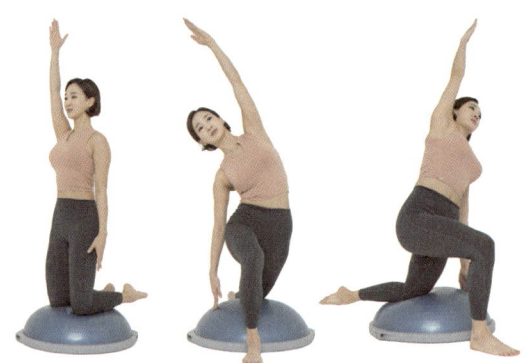

1. 보수 위에 무릎을 구부리고 올라가서 한쪽 손을 귀 옆에 들어 올리고 시작 자세를 취한다.
2. 호흡을 내쉬며 한쪽 무릎을 보수 앞에 딛고 반대쪽 손을 보수 위를 짚으며 기울인다.
3. 호흡을 하며 15~30초 정도 스트레칭 후 시작 자세로 돌아와 다리를 바꾸어 실시한다.

Tip 대퇴근막장근 부터 측면 근막경선으로 연결되 있는 근육들이 스트레칭 될 수 있도록 실시한다.

런지 로테이션 리치 (Lunge Rotation Reach)

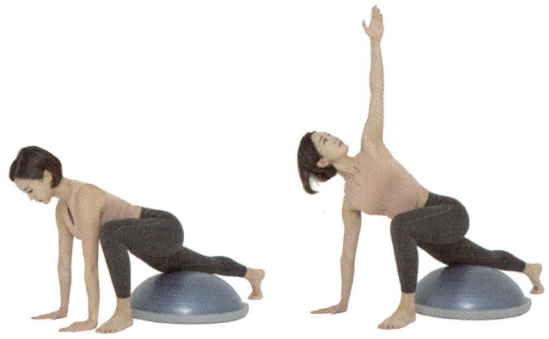

1. 한쪽 다리는 접어 보수 앞에 놓고 반대쪽 무릎은 보수 위에 놓고 양손은 바닥을 짚고 시작 자세를 취한다.
2. 호흡을 내쉬며 발목 옆에 손을 들어 천장 쪽으로 시선과 상체를 회전시키며 들어 올린다.
3. 호흡을 들이마시며 시작 자세로 돌아와 5~10회 반복 후 다리를 바꾸어 실시한다.

Tip 장요근 부터 복사근과 흉추 가동성을 개선시키는데 효과적인 동작이다.

런지 싸이 스트레칭 (Lunge thigh Stretch)

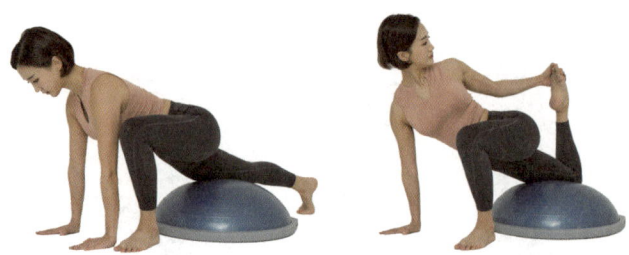

1. 한쪽 다리는 접어 보수 앞에 놓고 반대쪽 무릎은 보수 위에 놓고 양손은 바닥을 짚고 시작 자세를 취한다.
2. 호흡을 내쉬며 뻗은 쪽 다리와 손을 교차하여 발끝을 당기면서 허벅지 앞쪽을 스트레칭 시킨다.
3. 호흡을 하며 15~30초 정도 스트레칭 후 시작 자세로 돌아와 다리를 바꾸어 실시한다.

Tip 대퇴근막장근 부터 측면 근막경선으로 연결되어 있는 근육들이 스트레칭 될 수 있도록 실시한다.

닐링 암 시저 (Kneeling Arm Scissor)

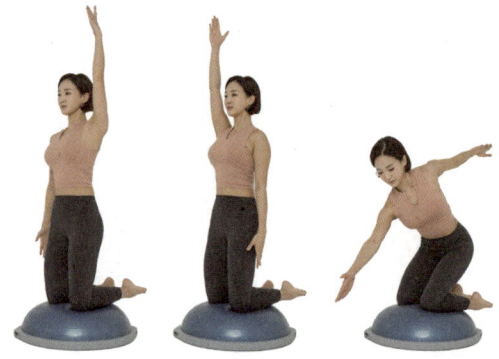

1. 보수 위에 무릎을 구부리고 한쪽 손을 귀 옆에 들어 올리고 시작 자세를 취한다.
2. 호흡을 내쉬며 힙 힌지를 실시하며 들어 올렸던 팔을 앞으로 뻗으며 반대쪽 손은 뒤로 뻗는다.
3. 호흡을 들이마시며 시작 자세로 돌아와 5~10회 반복 후 반대쪽 방향을 실시한다.

Tip 양손을 앞/뒤로 최대한 길게 뻗어가면서 실시한다.

수파인 브레이싱 (Supine Bracing)

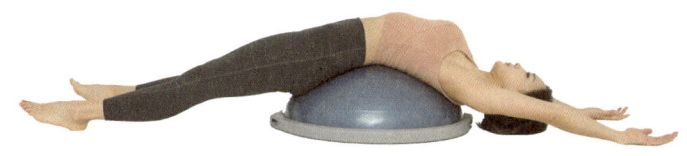

1. 보수 위에 누워서 머리를 바닥에 대고 양손과 다리를 뻗고 시작 자세를 취한다.
2. 호흡을 편안하게 하면서 복직근부터 온 몸에 긴장이 이완될 수 있도록 실시한다.
3. 호흡을 자연스럽게 내쉬고, 들이마시면서 30초~1분간 실시한다.

Tip 호흡에 집중하며 온몸에 긴장을 최대한 이완 시킬 수 있도록 해야 한다.

힙 플렉서 스트레치 (Hip flexor Strech)

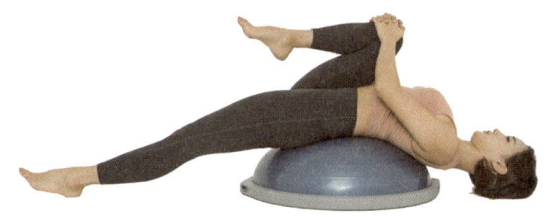

1. 보수 위에 누워서 머리를 바닥에 대고 한쪽 무릎을 구부려 양손으로 잡고 시작 자세를 취한다.
2. 호흡을 내쉬며 무릎을 가슴 쪽으로 끌어당기고 30초~1분간 유지하며 스트레칭 시킨다.
3. 호흡을 들이마시며 시작 자세로 돌아가 반대쪽 다리로 바꿔서 실시한다.

Tip 고관절 굴곡근의 스트레칭에 효과적인 동작이다.

보수 필라테스

▎햄스트링 스트레치 (Hamstring Strech)

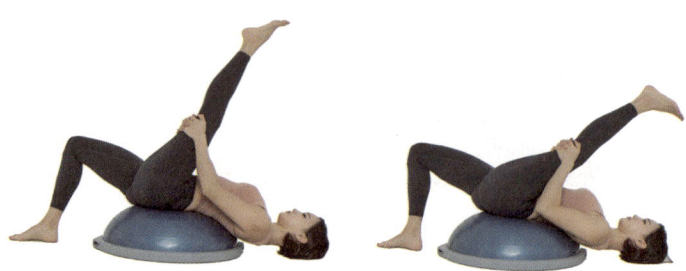

1. 보수 위에 누워서 머리를 바닥에 대고 한쪽 다리를 들어 올려 무릎 뒤를 잡고 시작 자세를 취한다.
2. 호흡을 내쉬며 무릎을 펴고 가슴 쪽으로 끌어당기고 30초~1분간 유지하며 스트레칭 시킨다.
3. 호흡을 들이마시며 시작 자세로 돌아가 반대쪽 다리로 바꿔서 실시한다.

Tip 두 다리의 무릎을 최대한 피면서 실시하고, 햄스트링 스트레칭에 효과적인 동작이다.

▎앵클 모빌리티 (Ankle Mobility)

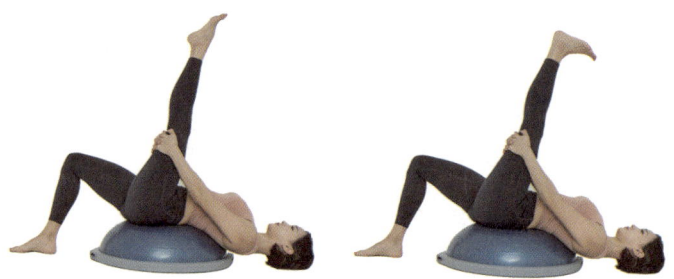

1. 보수 위에 누워서 머리를 바닥에 대고 한쪽 다리를 들어 올려 무릎 뒤를 잡고 시작 자세를 취한다.
2. 호흡을 내쉬며 무릎을 잡은 상태에서 발목을 굴곡, 신전, 내번, 외번 시키며 5~10회 움직여 준다.
3. 호흡을 들이마시며 시작 자세로 돌아가 반대쪽 다리로 바꿔서 실시한다.

Tip 종아리 근육 스트레칭 및 발목의 가동성 향상에 효과적인 동작이다.

보수 필라테스

▌프로그 스트레칭 (Frog Strech)

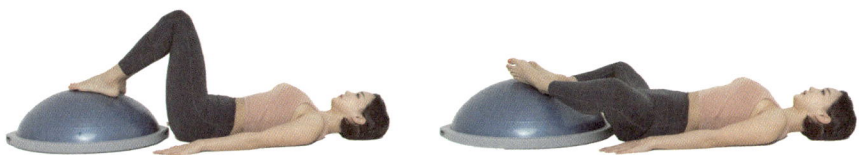

1. 보수 위에 무릎을 구부리고 두발을 올리고 누워서 시작 자세를 취한다.
2. 호흡을 내쉬며 무릎을 벌리고 호흡을 자연스럽게 하며 30초에서 1분간 스트레칭한다.

Tip 내전근 그룹의 근육들을 스트레칭 시키는데 효과적이며 최대한 긴장을 이완시켜야 한다.

▌사이드 리치 스트레치 (Side Reach Strech)

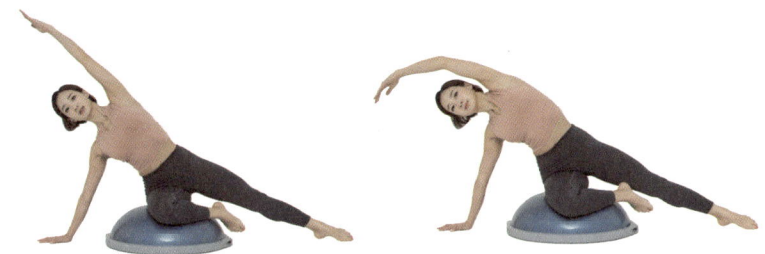

1. 한쪽 무릎을 구부려서 보수 위에 올리고 반대쪽 다리는 뻗은 상태에서 한쪽 손은 바닥을 짚고 반대쪽 손은 머리 위로 들고 시작 자세를 취한다.
2. 호흡을 내쉬며 머리 위에 상체를 기울이며 손을 뻗어 측면의 근육들을 스트레칭 시킨다.
3. 호흡을 하며 15~30초 정도 스트레칭 후 시작 자세로 돌아와 다리를 바꾸어 실시한다.

Tip 발끝부터 손끝까지 일직선이 될 수 있도록 호흡과 함께 스트레칭 시킨다.

닐링 사이드 밴드 리치 (Kneeling Side Bend Reach)

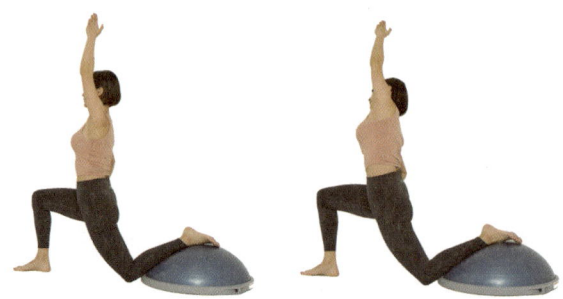

1. 런지 자세에서 한쪽 무릎을 구부리고 보수 위에 발을 올리고 반대쪽 손을 들고 시작 자세를 취한다.
2. 호흡을 내쉬며 들어 올린 손을 반대쪽 방향으로 뻗으며 상체를 기울여 스트레칭 시킨다.
3. 호흡을 들이마시며 시작 자세로 돌아와 5~10회 반복 후 자세를 바꿔서 반대쪽 방향을 실시한다.

Tip 호흡을 자연스럽게 하면서 허벅지 앞쪽과 측면의 근육들에 스트레칭에 집중하며 실시한다.

런지 사이드 밴드 리치 (Lunge Side Bend Reach)

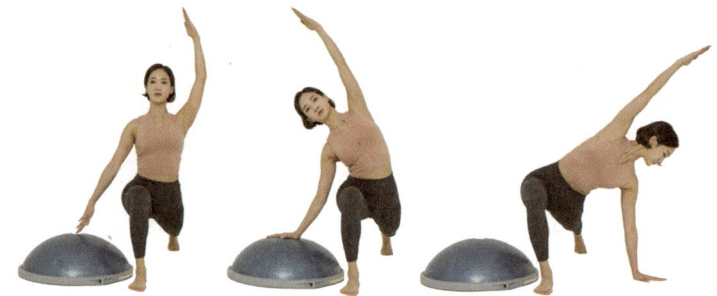

1. 보수 옆에 런지 자세로 한쪽 손을 보수 위에 놓고 반대쪽 손을 들고 시작 자세를 취한다.
2. 호흡을 내쉬며 보수를 지지하며 반대쪽 손을 보수 방향으로 기울이면서 스트레칭한다.
3. 호흡을 들이마시며 시작 자세로 돌아와 손을 바꾸어 호흡을 내쉬며 반대쪽 방향을 실시한다.
4. 호흡을 들이마시며 시작 자세로 돌아와 5~10회 반복 후 보수의 위치와 다리를 바꾸어 실시한다.

Tip 골반의 균형을 유지하며 측면의 근육과 근막을 늘리며 실시한다.

BOSU MASTER와 함께하는
보수 필라테스
교과서 BOSU PILATES

Bosu Ball Pilates

Bosu Master 와 함께하는
**보수 필라테스
교과서**

Part 2

Supine (62가지)
Sitting (32가지)
Side Lying (31가지)
Prone (32가지)
2Point (13가지)
4Point (47가지)
Standing (63가지)

BOSU MASTER와 함께하는
보수 필라테스 교과서 BOSU PILATES

Supine

❙ 체스트 브리딩 (Chest Breathing)

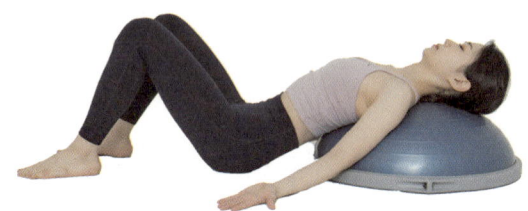

1. 보수 위에 등을 대고 누워 무릎을 구부리고 양손을 골반 옆에 놓고 시작 자세를 취한다.
2. 호흡을 자연스럽게 내쉬고 들이마시며 호흡에 집중하며 흉곽을 확장시켜 준다.

> **Tip** 상체의 목과 흉근의 긴장을 이완 시키며 실시한다.

❙ 브레이싱 (Breathing)

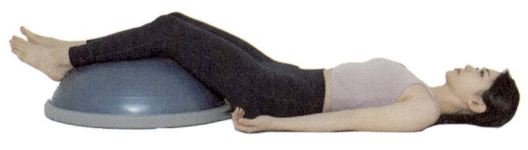

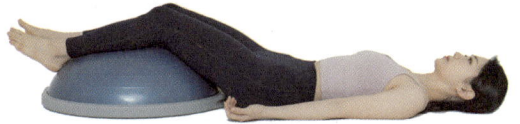

1. 보수 위에 다리를 가볍게 올리고 누워 손을 골반 옆에 놓고 시작 자세를 취한다.
2. 호흡을 자연스럽게 내쉬고 들이마시며 호흡에 집중하며 운동할 준비를 한다.

> **Tip** 호흡을 30초에서 1분간 실시하며 임프린트를 연습한다.

친 인 (Chin In)

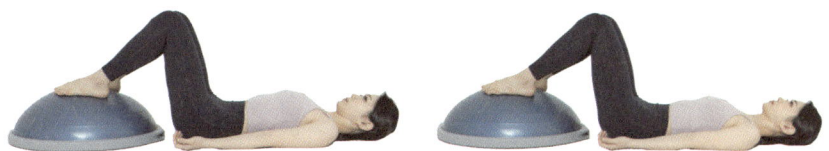

1. 무릎을 구부리고 보수 위에 발을 올리고 누워 두 손을 골반 옆에 놓고 시작 자세를 취한다.
2. 호흡을 내쉬며 복부를 수축시키며 임프린트하면서 턱을 당긴다.
3. 호흡을 들이마시며 시작 자세로 돌아와 5~10회 반복 실시한다.

> **Tip** 호흡에 집중하며 운동을 하는 동안 임프린트를 유지하고 손으로 바닥을 누르면서 실시한다.

롤 업 (Roll Up)

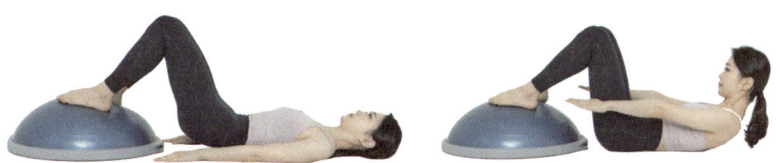

1. 바닥에 누워 무릎을 접고 두발을 보수 위에 올려놓고 시작 자세를 취한다.
2. 호흡을 내쉬며 복부를 수축하며 머리와 상체를 굴곡시키며 양손을 발 쪽으로 들어 올린다.
3. 호흡을 들이마시며 시작 자세로 돌아와 5~10회 반복해서 실시한다.

> **Tip** 목에 긴장에 주의하며 최대한 복부의 수축과 척추 분절에 주의하며 실시한다.

브릿지 (Bridge)

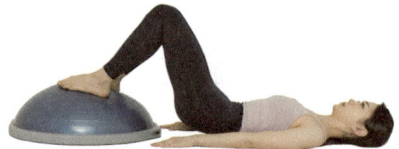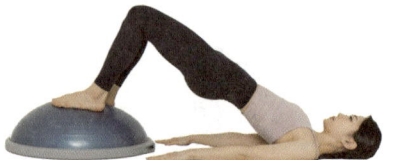

1. 바닥에 누워 무릎을 접고 두발을 보수 위에 올려놓고 시작 자세를 취한다.
2. 호흡을 내쉬며 양손으로 바닥을 누르며 엉덩이를 위로 들어 올린다.
3. 호흡을 들이마시며 시작 자세로 돌아와 5~10회 반복해서 실시한다.

> **Tip** 하지와 골반의 정렬을 유지하며 진행한다.

브릿지 아티큘레이션 (Bridge Articulation)

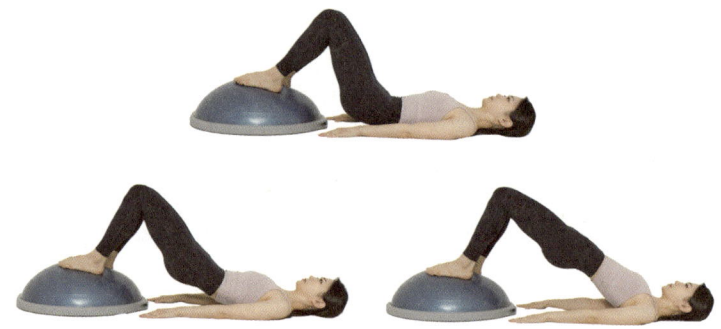

1. 바닥에 누워 무릎을 접고 두발을 보수 위에 올려놓고 시작 자세를 취한다
2. 호흡을 내쉬며 배꼽을 척추 방향으로 당기듯 꼬리뼈부터 하나하나 말아 올린다.
3. 무릎과 어깨가 일직선이 되면 호흡을 들이마시며 가슴부터 분절 시켜 돌아와 반복한다.

> **Tip** 운동을 하는 동안 임프린트 하여 꼬리뼈에서부터 척추 분절 한칸 한칸 올라간다.

프로그 브릿지 (Frog Bridge)

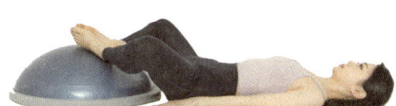 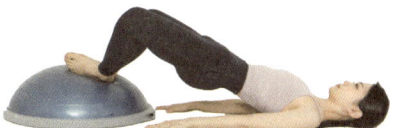

1. 바닥에 누워 무릎을 벌리고 두발을 보수 위에 발꿈치를 붙혀 올려놓고 시작 자세를 취한다
2. 배꼽을 척추 방향으로 당기듯 호흡을 내쉬며 꼬리뼈부터 하나하나 말아 올린다.
3. 무릎과 어깨가 일직선이 되면 호흡을 들이마시며 가슴부터 분절 시켜 돌아와 반복한다.

Tip 햄스트링의 자극만 느끼는 사람에게 유용한 동작이다.

베이스 돔 싱글 레그 브릿지 (Biased Dome Single Leg Bridge)

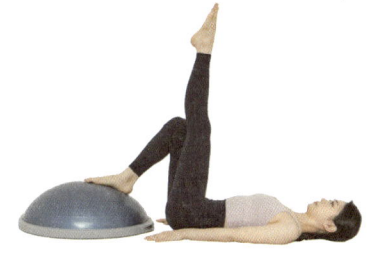 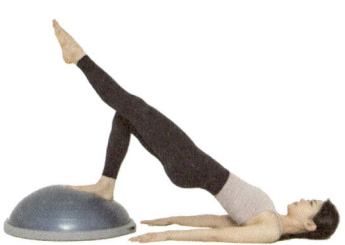

1. 바닥에 누워 한쪽 무릎은 접어 보수 위에 올려놓고 반대쪽 다리는 뻗고 시작 자세를 취한다
2. 배꼽을 척추 방향으로 당기듯 호흡을 내쉬며 꼬리뼈부터 하나하나 말아올린다.
3. 발끝과 어깨가 일직선이 되면 호흡을 들이마시며 가슴부터 분절 시켜 돌아와 반복한다.

Tip 몸의 정렬을 유지하며 한쪽으로 기울지 않도록 진행한다.

▎브릿지 레그 레이즈 (Bridge Leg Raise)

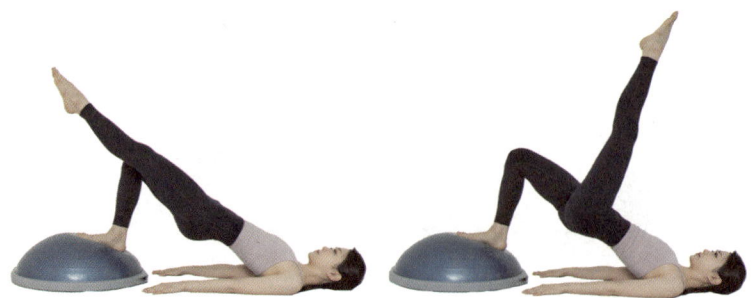

1. 하늘을 바라보고 누워 한 쪽 무릎은 접어 보수 위에 올려놓고 엉덩이를 들고 반대쪽 다리를 길게 뻗어 시작 자세를 취한다.
2. 무릎과 어깨가 일직선이 된 상태에서 뻗은 발을 몸 쪽으로 올렸다 내린다.
3. 호흡을 들이마시며 시작 자세로 돌아와 5~10회 반복해서 실시한다.

Tip 몸의 정렬을 유지하며 한쪽으로 기울지 않도록 진행한다.

▎싱글 레그 인사이드 킥 (Single Leg Inside Kick)

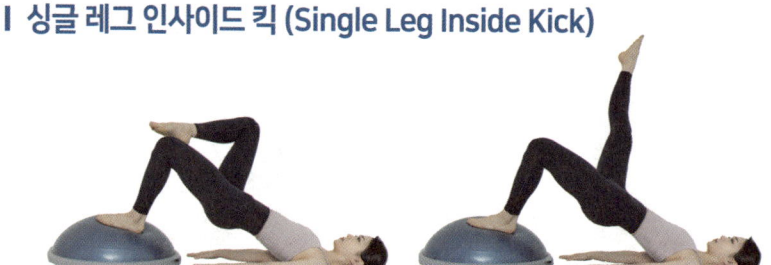

1. 누워 한쪽 무릎은 접어 보수 위에 올려놓고 반대쪽 무릎을 구부려 들고 엉덩이를 들고 시작 자세를 취한다
2. 바닥에서 엉덩이를 들어 올린 상태에서 무릎을 접고 들어 올리고 있던 다리의 발목을 외회전 시켜 뻗는다.
3. 호흡을 들이마시며 시작 자세로 돌아와 5~10회 반복해서 실시하고 반대쪽 방향을 실시한다.

Tip 축구에서 인사이드 킥을 차듯이 발을 외회전 시켜 둔근을 수축시키고 실시한다.

롤 백 (Roll Backs)

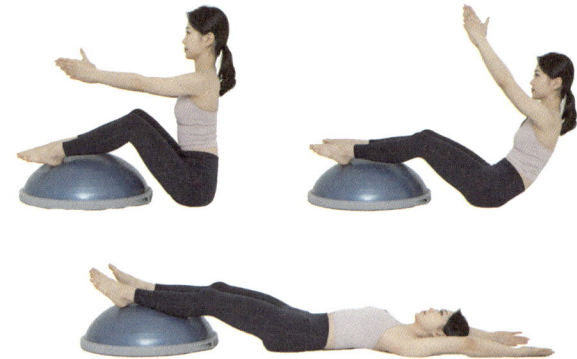

1. 보수 위에 발을 올리고 무릎을 구부리고 앉아 양팔을 가슴 앞으로 뻗어준다.
2. 호흡을 내쉬며 양손을 들어 올리면서 턱을 가슴으로 끌어당기며 C커브를 만들어 척추를 분절하여 내려간다.
3. 호흡을 들이마시며 목부터 분절하여 다시 역순으로 시작 자세로 돌아와 5~10회 반복해서 실시한다.

> **Tip** 두 다리로 보수 볼을 누르며 분절을 하는 동안 목, 어깨에 힘이 들어가지 않도록 주의한다.

더 엑스 크런치 (The 'X' Crunches)

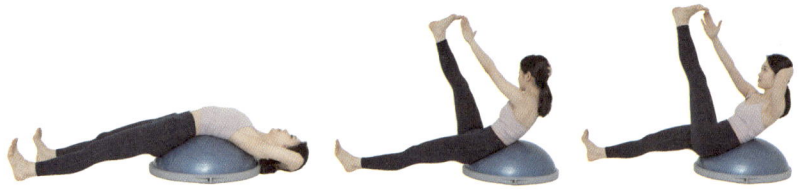

1. 보수 위에 누워 두 다리를 벌리고 발목을 당긴 상태에서 양손을 귀 옆에 놓고 시작 자세를 취한다.
2. 호흡을 내쉬며 한쪽 다리를 들어 올리면서 동시에 대각선 팔을 뻗으며 상체를 들어올려 발끝을 터치한다.
3. 호흡을 들이마시며 시작 자세로 돌아와 반대쪽 방향을 시행하며 번갈아 가면서 실시한다.

> **Tip** 몸의 균형을 좌/우로 흔들리지 않게 유지하면서 실시해야 한다.

▌시저 킥 (Scissor Kicks)

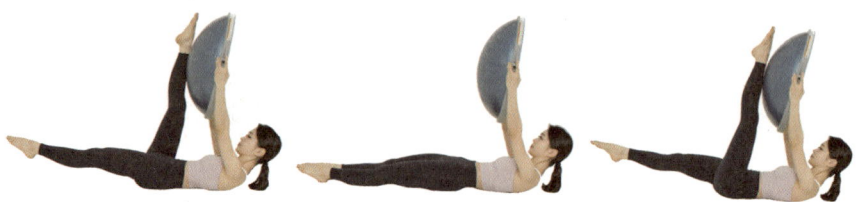

1. 바닥에 누워서 양손으로 보수를 잡아 가슴 앞에 들어 올려놓고 다리는 길게 뻗어 시작 자세를 취한다.
2. 호흡을 내쉬며 한쪽 다리를 들어 올려 보수의 돔 부분을 터치한다.
3. 호흡을 들이마시며 시작 자세로 돌아와 반대쪽 방향을 번갈아 가면서 5~10회 반복 한다.

Tip 몸의 정렬을 유지하며 한쪽으로 기울지 않도록 진행한다.

▌러시안 트위스트 (Russian Twist)

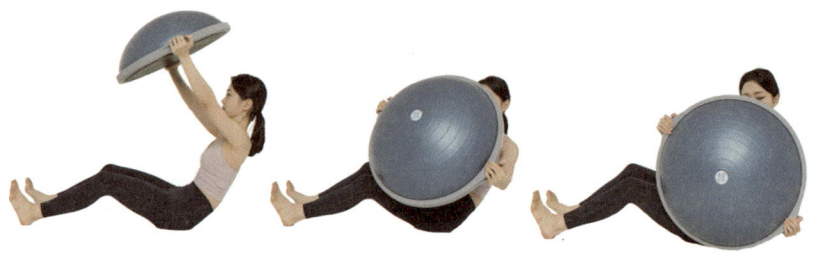

1. 바닥에 무릎을 구부리고 앉아서 보수를 양손으로 잡고 사선 위로 뻗어 올리고 시작 자세를 취한다.
2. 호흡을 내쉬며 보수를 잡고 있는 양쪽 팔을 시선과 함께 한쪽 방향으로 회전 시킨다.
3. 호흡을 들이마시며 시작 자세로 돌아와 반대쪽 방향을 실시하며 번갈아가면서 반복한다.

Tip 골반의 정렬을 유지하며 한쪽으로 기울지 않도록 진행한다.

오블리크 더블 크런치 (Oblique Double Crunch)

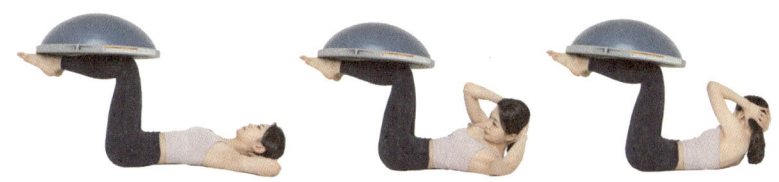

1. 바닥에 누워 양손을 귀 옆에 놓고 무릎을 구부려 그 위에 보수를 올리고 시작 자세를 취한다.
2. 호흡을 내쉬며 다리는 유지한 상태에서 복부를 수축하면서 사선방향으로 상체를 굴곡 시킨다.
3. 호흡을 마시며 시작 자세로 돌아가 반대쪽 방향으로 실시하며 번갈아 가면서 반복한다.

Tip 골반의 정렬은 유지한 상태에서 사선 방향으로 좌우 균일하게 실시한다.

오블리크 더블 크런치 2 (Oblique Double Crunch 2)

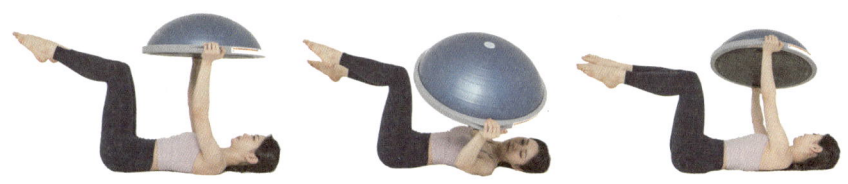

1. 바닥에 누워 무릎을 구부리고 들어 올리고 양손으로 보수를 들고 시작 자세를 취한다.
2. 호흡을 내쉬며 무릎과 손을 서로 교차하여 반대 방향으로 몸통을 회전 시킨다.
3. 호흡을 들이마시며 시작 자세로 돌아와 반대쪽 방향을 실시하고 번갈아 가면서 반복한다.

Tip 보수를 들고 단계별로 무릎과 팔의 회전 범위를 증가 시키며 실시한다.

▎레그 크로스 암 풀오버 (Leg Cross Arm Pullover)

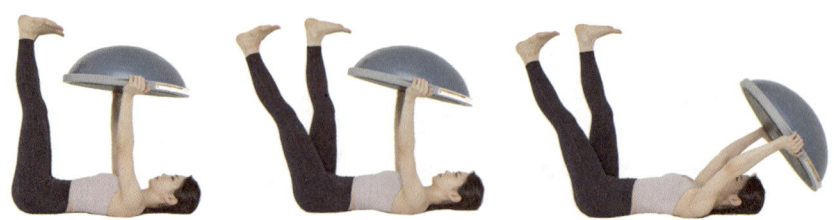

1. 바닥에 누워 두 다리를 들어 올리고 보수를 양손으로 잡고 가슴 앞에 들고 시작 자세를 취한다.
2. 호흡을 내쉬며 보수는 머리 위로 들어 올리고 동시에 다리를 교차하여 번갈아 내려가며 실시한다.
3. 호흡을 들이마시며 역순으로 시작 자세로 돌아와 5~10회 반복 실시한다.

Tip 호흡에 집중하며 운동을 하는 동안 임프린트를 유지하며 실시한다.

▎오버헤드 브이 업(Overhead V-Up)

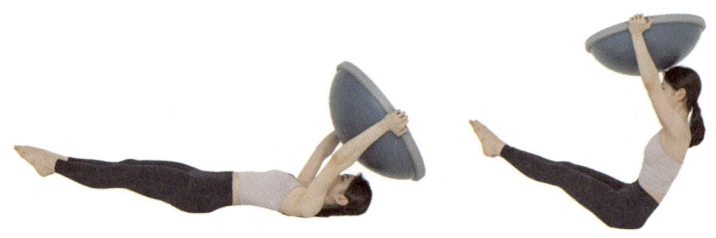

1. 두 발을 모으고 누워서 양손으로 보수를 잡고 머리 위로 들어 올리고 시작 자세를 취한다.
2. 호흡을 내쉬며 보수를 잡고 상체와 다리를 동시에 들어 올려 V 자 모양을 만들어 준다.
3. 호흡을 들이마시며 시작 자세로 돌아와 5~10회 반복해서 실시한다.

Tip 다리를 곧게 펴고 척추를 길게 늘려주면서 실시한다.

힙 리프트 (Hip Lift)

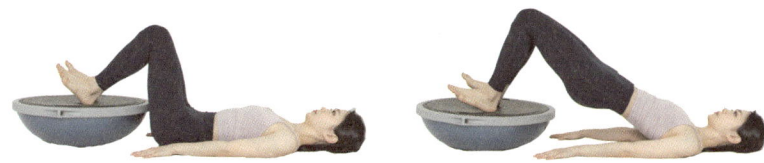

1. 바닥에 누워 무릎을 접고 보수를 뒤집어 두발을 위에 올려놓고 시작 자세를 취한다.
2. 호흡을 내쉬며 양손으로 바닥을 누르며 엉덩이를 위로 들어 올린다.
3. 호흡을 들이마시며 시작 자세로 돌아와 5~10회 반복해서 실시한다.

Tip 하지의 정렬과 균형을 유지하며 진행한다.

힙 리프트 틸트 (Hip Lift Tilt)

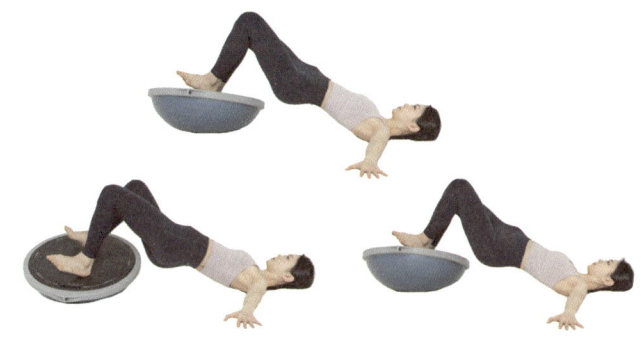

1. 보수를 뒤집어 두발을 위에 올려놓고 엉덩이를 들어 올리고 시작 자세를 취한다.
2. 호흡을 내쉬며 양손으로 바닥을 누르며 한쪽 방향으로 보수를 기울여 준다.
3. 호흡을 들이마시며 시작 자세로 돌아와 반대쪽 방향으로 실시하며 번갈아가면서 반복한다.

Tip 좌우 골반의 기울기를 일정하게 유지하며 실시한다.

▍힙 리프트 써클 (Hip Lift Circles)

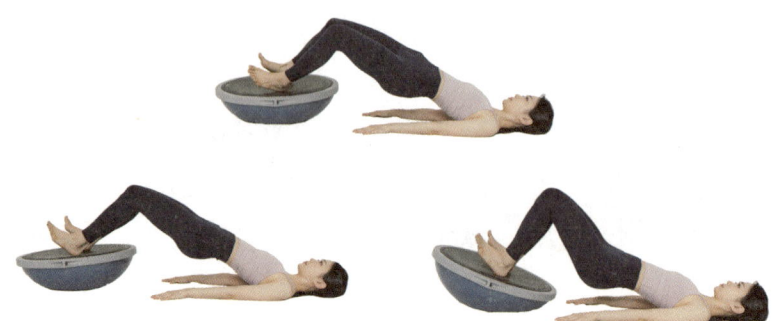

1. 보수를 뒤집어 두발을 위에 올려놓고 엉덩이를 들어 올리고 시작 자세를 취한다.
2. 호흡을 내쉬며 양손으로 바닥을 누르며 한쪽 방향으로 보수를 기울이며 원을 그린다.
3. 호흡을 들이마시며 시작 자세로 돌아와 반대쪽 방향으로 실시하며 번갈아가면서 반복한다.

> **Tip** 코어의 안정성을 유지하며 원을 단계별로 크게 그리며 실시한다.

▍유니레터럴 플랫폼 브릿지 (Unilateral Platform Bridge)

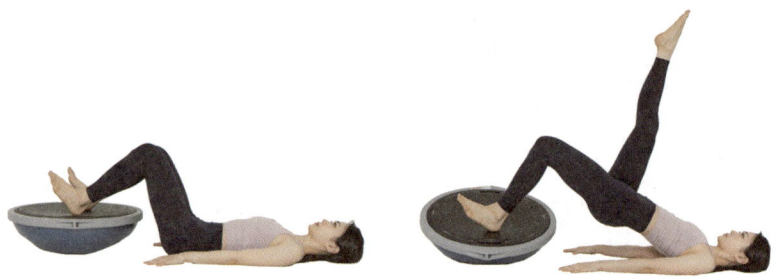

1. 바닥에 누워 무릎을 접고 보수를 뒤집어 두발을 위에 올려놓고 시작 자세를 취한다.
2. 호흡을 내쉬며 양손으로 바닥을 누르며 한쪽 다리를 들면서 엉덩이를 위로 들어 올린다.
3. 호흡을 들이마시며 시작 자세로 돌아와 반대쪽 방향으로 실시하며 번갈아가면서 반복한다.

> **Tip** 다리를 들고 브릿지를 할 때 다리가 옆으로 돌아가지 않도록 주의하며 실시한다.

스카플라 프로트렉션 (Scapula Protraction)

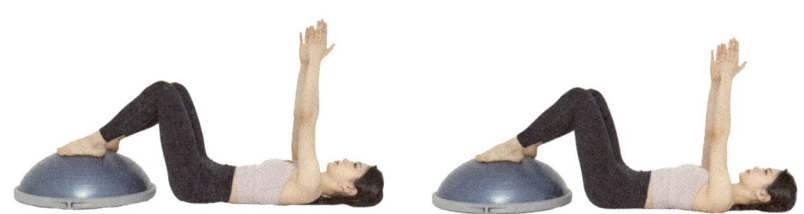

1. 바닥에 누워 무릎을 접고 두발을 보수 위에 올려놓고 시작 자세를 취한다.
2. 호흡을 내쉬며 복부를 수축하며 양손을 앞으로 내민다.
3. 호흡을 들이마시며 시작 자세로 돌아와 5~10회 반복해서 실시한다.

> **Tip** 흉곽을 조이며, 견갑골의 움직임을 인지하며 실시한다.

암 시저 (Arm Scissors)

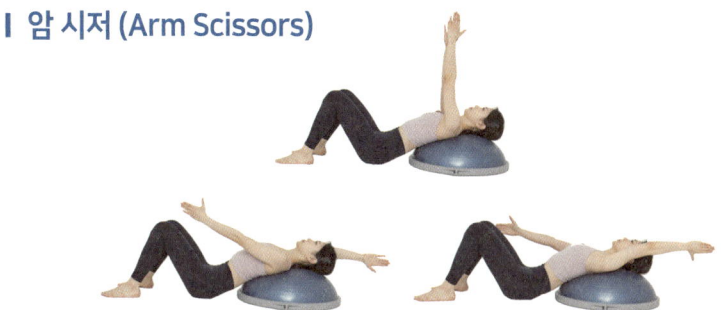

1. 바닥에 누워 무릎을 접고 등 상부 아래에 보수를 놓고 양손을 가슴 앞에 뻗고 시작 자세를 취한다.
2. 호흡을 내쉬며 견갑골과 흉곽의 안정화 하고 한 팔은 머리 위로 뻗고, 반대쪽 팔은 아래로 내린다.
3. 호흡을 들이마시며 위와 아래로 벌렸던 두 팔을 다시 시작 위치로 돌아와 천장으로 뻗어 준다.
4. 호흡을 내쉬며 팔을 서로 교차해서 반대쪽 방향으로 실시하며 번갈아가면서 3~5회 반복 한다.

> **Tip** 팔을 위로 뻗을 때 요추 부분이 아치가 되지 않고 흉곽이 열리지 않게 주의한다.

암 서클 (Arm Circles)

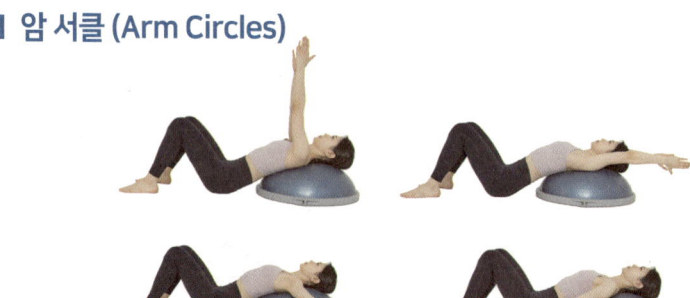

1. 바닥에 누워 무릎을 접고 등 상부 아래에 보수를 놓고 양손을 가슴 앞에 뻗고 시작 자세를 취한다.
2. 호흡을 내쉬며 견갑골과 흉곽의 안정화를 유지하고 양 팔은 머리 위로 뻗어 들어 올린다.
3. 호흡을 들이마시며 두 팔을 큰 원을 그리며 다시 시작 자세로 돌아와 5~10회 반복해서 실시한다.

Tip 팔의 움직임 중에 견갑골을 너무 내리거나 긴장을 만들지 말고 흉곽과 함께 안정화 시키며 한다.

브이-싯 플로우 (V-Sit Floor)

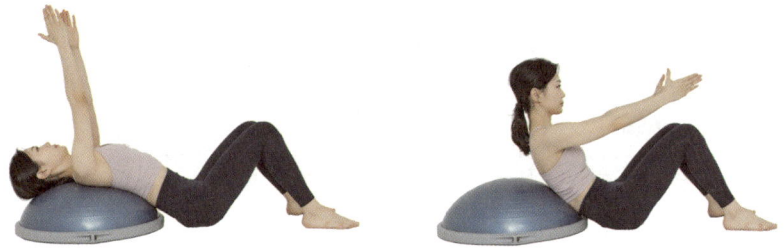

1. 무릎을 접고 등 하부 아래에 보수를 놓고 양손을 가슴 앞에 뻗고 시작 자세를 취한다.
2. 호흡을 내쉬며 복부를 수축시키며 양손을 내리면서 상체를 들어 올린다.
3. 호흡을 들이마시며 시작 자세로 돌아와 5~10회 반복해서 실시한다.

Tip 척추의 분절을 마디마디 인지하며 실시한다.

숄더 브릿지 (Shoulder Bridge)

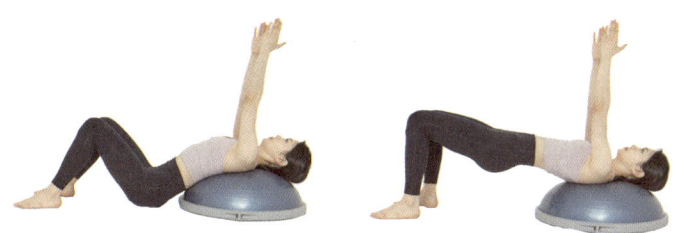

1. 무릎을 접고 등 상부 아래에 보수를 놓고 양손을 가슴 앞에 뻗고 시작 자세를 취한다.
2. 호흡을 내쉬며 턱을 당기면서 양손을 위로 뻗으면서 동시에 엉덩이를 위로 들어 올린다.
3. 호흡을 들이마시며 시작 자세로 돌아와 5~10회 반복해서 실시한다.

> **Tip** 골반과 하지의 정렬을 유지하며 진행한다.

브릿지 스카플라 프로트렉션 (Bridge Scapula Protraction)

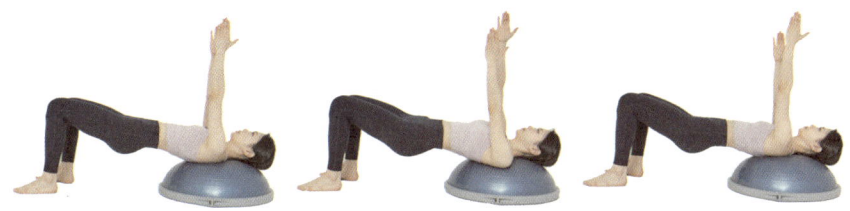

1. 등 상부 아래에 보수를 놓고 양손을 가슴 앞에 뻗고 엉덩이를 들어 올리고 시작 자세를 취한다.
2. 호흡을 내쉬며 한쪽 손을 앞으로 내밀고, 반대쪽 손의 견갑골을 아래로 당긴다.
3. 호흡을 들이마시며 시작 자세로 돌아와 반대쪽 방향을 실시하며 번갈아 가면서 5~10회 반복한다.

> **Tip** 양손으로 하는 것보다 한쪽씩 하는 것이 더 운동효과가 크다.

▌프로그 브릿지 숄더 익스텐드 (Prog Bridge Shoulder Extend)

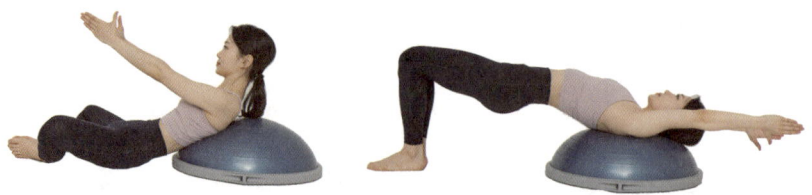

1. 등 상부 아래에 보수를 놓고 두발을 모으고 무릎을 벌린 상태에서 양손을 가슴 앞에 뻗고 시작 자세를 취한다.
2. 호흡을 내쉬며 무릎을 모으며 엉덩이와 동시에 양 팔은 머리 위로 뻗어 들어 올린다.
3. 호흡을 들이마시며 두 팔과 엉덩이를 내리며 다시 시작 자세로 돌아와 5~10회 반복해서 실시한다.

Tip 팔의 움직임 중에 코어의 안정화를 시키며 손끝부터 무릎까지 일직선이 될 수 있도록 실시한다.

▌프로그 브릿지 암 시저 (Prog Bridge Arm Scissors)

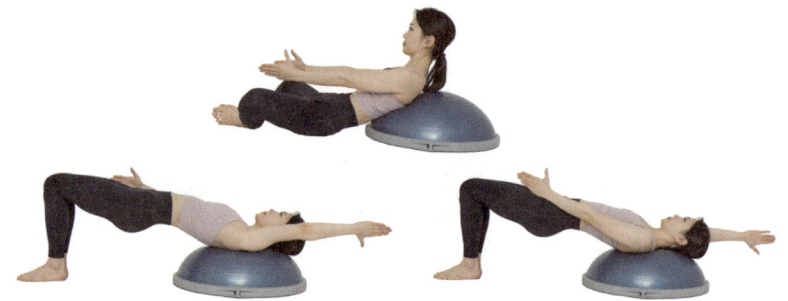

1. 등 상부 아래에 보수를 놓고 무릎을 벌린상태에서 양손을 무릎 사이에 뻗고 시작 자세를 취한다.
2. 호흡을 내쉬며 견갑골과 흉곽의 안정화 하고 한 팔은 머리 위로 뻗고, 반대쪽 팔은 아래로 내린다.
3. 호흡을 들이마시며 위와 아래로 벌렸던 두 팔을 다시 시작 위치로 돌아와 천장으로 뻗어 준다.
4. 호흡을 내쉬며 팔을 서로 교차해서 반대쪽 방향으로 실시하며 번갈아가면서 3~5회 반복 한다.

Tip 골반과 하지의 정렬을 유지한 상태에서 양팔을 가위처럼 벌리며 실시한다.

레그 크로스 브릿지 (Leg Cross Bridge)

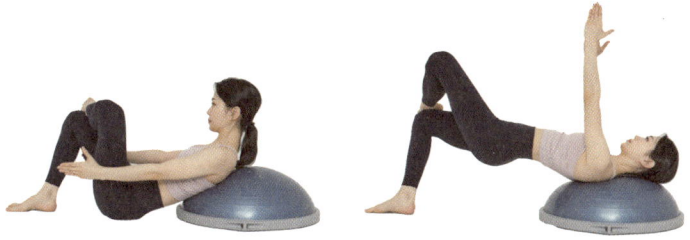

1. 등 아래에 보수를 놓고 한쪽 다리를 구부려 반대쪽 무릎 위에 놓고 양손을 들고 시작 자세를 취한다.
2. 호흡을 내쉬며 엉덩이를 들어올리며 견갑골과 어깨를 안정화 하며 양 팔은 가슴 앞으로 들어 올린다.
3. 호흡을 들이마시며 시작 자세로 돌아와 5~10회 반복해서 실시한다.

> **Tip** 엉덩이를 들어 올릴 때 접고 있는 쪽 다리의 무릎을 외회전 시키며 실시해야 더 효과적이다.

싱글 레그 브릿지 (Single Leg Bridge)

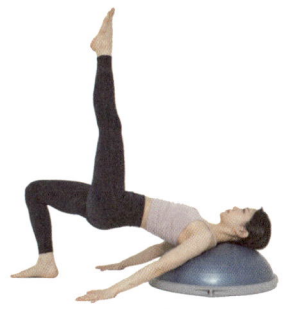

1. 등 아래에 보수를 놓고 한쪽 다리를 들어 올려 양손을 바닥을 짚고 시작 자세를 취한다.
2. 엉덩이에 힘을 주며 다리를 위로 뻗으며 동시에 양손으로 누르며 들어 올린다.
3. 반대쪽 무릎과 골반이 수평이 되도록 들어 올리고 시작 자세로 돌아와 5~10회 반복해서 실시한다.

> **Tip** 골반의 균형과 척추의 정렬을 유지하며 실시한다.

▌스트레이트 레그 크런치 (Straight Leg Crunch)

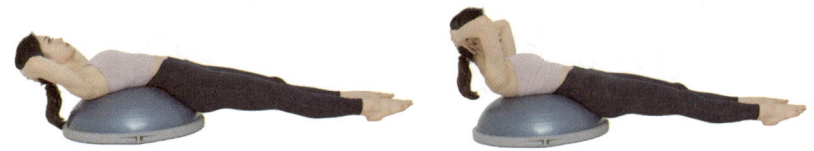

1. 보수를 등 하부 허리 아래에 놓고 누워서 양손을 머리 뒤에 잡고 시작 자세를 취한다.
2. 호흡을 내쉬며 턱을 당기면서 복부를 수축하면서 상체를 분절하며 말아 올린다.
3. 호흡을 들이마시며 시작 자세로 돌아와 5~10회 반복해서 실시한다.

Tip 발끝부터 머리까지 일자로 만든 상태에서 반동없이 실시한다.

▌복서 크런치 (Boxer Crunch)

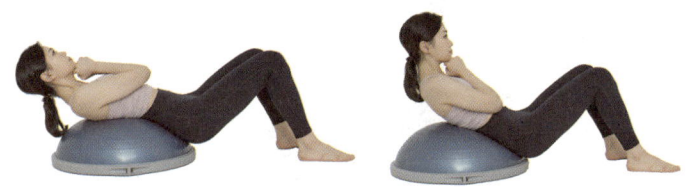

1. 보수를 허리 아래에 놓고 누워서 팔꿈치를 구부리고 주먹을 턱 밑에 놓고 시작 자세를 취한다.
2. 호흡을 내쉬며 턱을 당기면서 복부를 수축하면서 상체를 분절하며 말아 올린다.
3. 호흡을 들이마시며 시작 자세로 돌아와 5~10회 반복해서 실시한다.

Tip 복싱 선수처럼 두 손을 턱에 놓고 팔꿈치를 모으며 실시한다.

크런치 (Crunch)

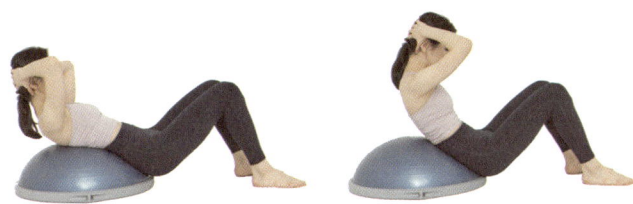

1. 보수를 허리 아래에 놓고 누워서 양손을 머리 뒤에 잡고 시작 자세를 취한다.
2. 호흡을 내쉬며 턱을 당기면서 복부를 수축하면서 상체를 분절하며 말아 올린다.
3. 호흡을 들이마시며 시작 자세로 돌아와 5~10회 반복해서 실시한다.

Tip 척추를 최대한 길게 늘리며 복부의 수축을 유지하며 실시한다.

컬 업 (Curl Up)

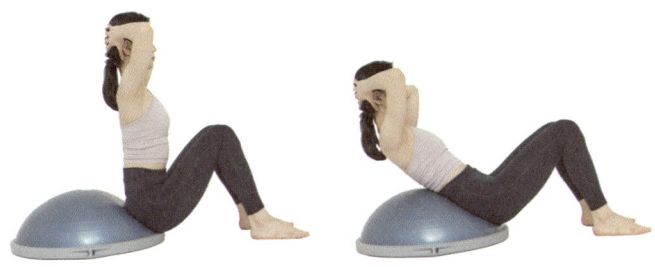

1. 등을 보수에 대고 누워 양 무릎을 구부리고 목 뒤에서 양손을 깍지 끼어 목을 지탱한다.
2. 호흡을 내쉬며 척추를 분절하며 천천히 머리와 목, 등 위쪽을 들어올린다.
3. 호흡을 마시며 척추를 하나하나 분리한다는 느낌으로 천천히 내려가 시작 자세로 돌아간다.

Tip 목과 어깨 힘을 줘 끌어올리는 것이 아니라 복부의 힘으로 진행한다.

▎오블리크 크런치 (Oblique Crunch)

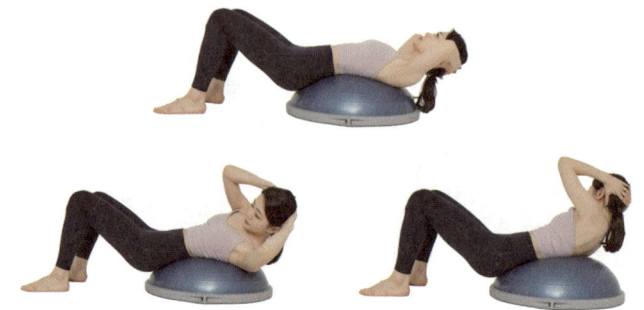

1. 등을 보수에 대고 누워 무릎을 구부리고 목 뒤에서 양손을 깍지 끼어 목을 지탱한다.
2. 호흡을 내쉬며 복부를 수축하면서 사선방향으로 상체를 굴곡 시킨다.
3. 호흡을 마시며 시작 자세로 돌아가 반대쪽 방향으로 실시하며 번갈아 가면서 반복한다.

> **Tip** 골반의 정렬은 유지한 상태에서 사선 방향으로 좌우 균일하게 실시한다.

▎레터럴 리치 크런치 (Lateral Reach Crunch)

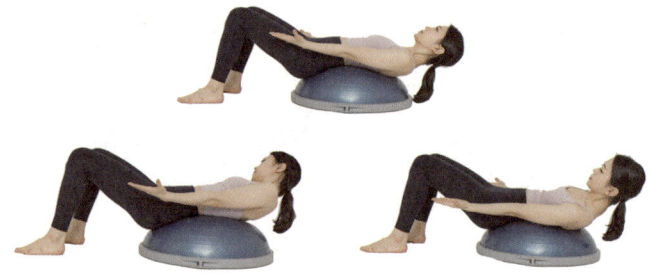

1. 등을 보수에 대고 누워 무릎을 구부리고 손바닥을 위로 향하여 골반 옆에 놓고 시작 자세를 취한다.
2. 호흡을 내쉬며 복사근을 수축하면서 한쪽 측면 방향으로 상체를 굴곡 시킨다.
3. 호흡을 마시며 시작 자세로 돌아가 반대쪽 방향으로 실시하며 번갈아 가면서 반복한다.

> **Tip** 골반의 정렬을 유지한 상태에서 측면 굴곡을 실시한다.

롤링 백 암 서클 (Rolling Back Arm Circle)

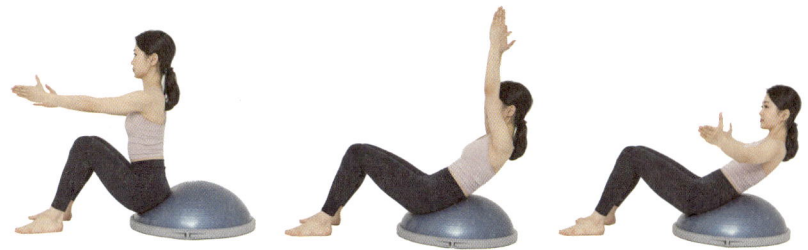

1. 보수 끝에 앉아 허리를 곧게 펴고 앉아 무릎을 접고 양팔을 어깨 높이로 길게 뻗어준다.
2. 호흡을 내쉬며 턱을 가슴으로 끌어당기며 C커브를 만들어 척추를 분절하여 내려간다.
3. 호흡을 마시며 등 하부가 보수에 닿을 때까지 내려가 팔을 위로 뻗은 후 팔로 원을 그리며 내린다.
4. 호흡을 내쉬며 목부터 분절하여 다시 시작 자세로 돌아와 5~10회 반복해서 실시한다.

Tip 분절을 하는 동안 목, 어깨에 힘이 들어가지 않도록 주의한다.

싯 업 (Sit-Ups)

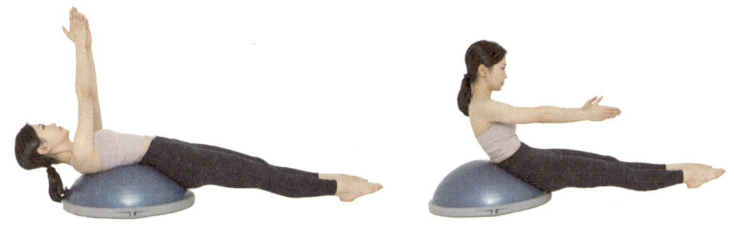

1. 보수를 등 하부 허리 아래에 놓고 누워서 양손을 가슴 앞에 뻗고 시작 자세를 취한다.
2. 호흡을 내쉬며 양손을 발끝으로 내리면서 상체를 분절하며 말아 올린다.
3. 호흡을 들이마시며 시작 자세로 돌아와 5~10회 반복해서 실시한다.

Tip 움직임 동안 다리를 모아 내전근을 수축시키며 골반을 안정화 한 상태로 실시한다.

롤링 백 (Rolling Back)

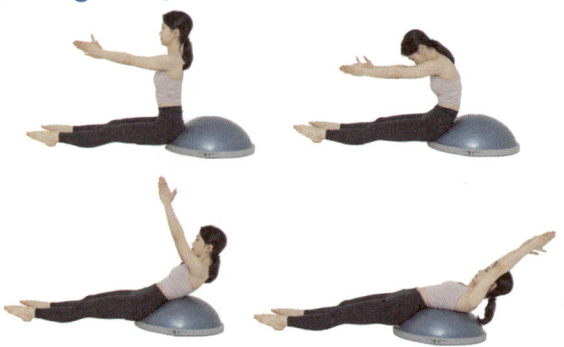

1. 보수 끝에 앉아 허리를 곧게 펴고 앉아 양팔을 어깨 높이에서 앞으로 길게 뻗어준다.
2. 호흡을 내쉬며 턱을 가슴으로 끌어당기며 C커브를 만들어 척추를 분절하여 내려간다.
3. 호흡을 들이마시며 등 아래쪽이 보수에 닿을 때까지 내려가 팔을 귀 옆으로 뻗어준다.
4. 호흡을 내쉬며 목부터 분절하여 다시 시작 자세로 돌아와 5~10회 반복해서 실시한다.

> **Tip** 분절을 하는 동안 목, 어깨에 힘이 들어가지 않도록 주의한다.

레그 오픈 & 클로즈 (Leg Open & Close)

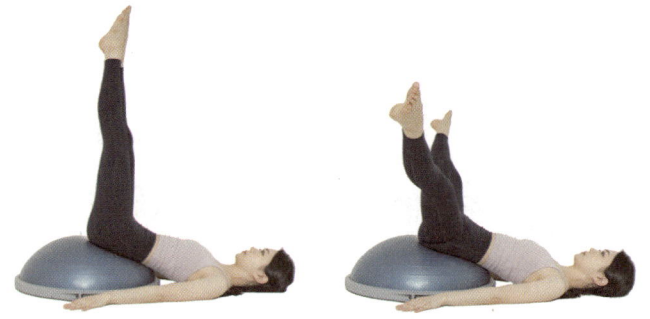

1. 보수에 견갑대 아래부터 골반까지 올려놓고 다리를 직각으로 들고 보수 양 옆을 잡는다.
2. 호흡을 내쉬며 들어 올리고 있던 다리를 좌/우로 벌린다.
3. 호흡을 들이마시며 시작 자세로 돌아와 5~10회 반복해서 실시한다.

> **Tip** 반동없이 실시해야 하며 무리한 동작으로 고관절 통증에 주의해야 한다.

보수 필라테스

씨저(Scissors)

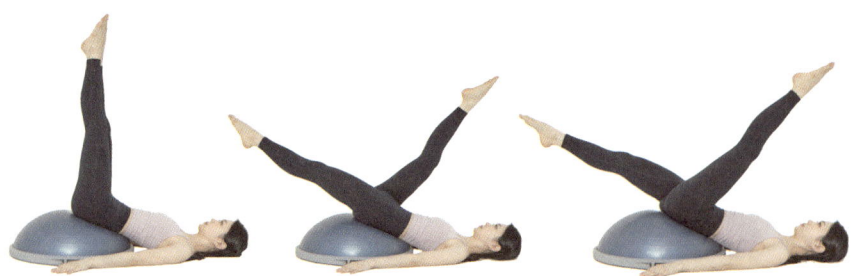

1. 보수에 견갑대 아래부터 골반까지 올려놓고 다리를 직각으로 들고 보수 양 옆을 잡는다.
2. 호흡을 마시며 다리를 가위처럼 교차 시키면서 위 아래로 벌린다.
3. 호흡을 내쉬며 벌렸던 다리를 모으면서 처음으로 돌아와 교차해서 반대로 실시한다.

> **Tip** 목이 아닌 흉추에 체중을 유지하며, 무릎을 굴곡하지 말고 최대한 피면서 실시 해야 한다.

비트 (Beat)

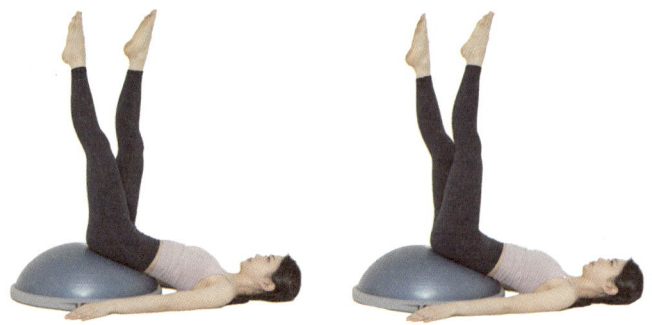

1. 보수에 견갑대 아래부터 골반까지 올려놓고 다리를 직각으로 들고 보수 양 옆을 잡는다.
2. 다리를 계속해서 교차 시키며 다리 각도를 아래 방향으로 내리며 움직인다.
3. 두발을 앞뒤로 교차 하면서 코어를 활용해 올라 온다.

> **Tip** 8번 카운트 하고 내려가고 다시 8번 카운트 하며 올라 온다.

롤 오버 (Roll Over)

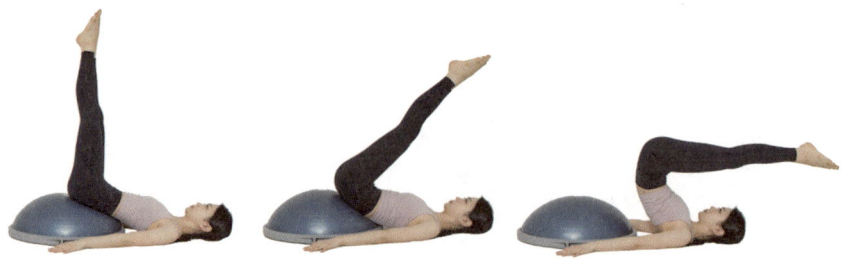

1. 보수에 견갑대 아래부터 골반까지 올려놓고 다리를 직각으로 들고 보수 양 옆을 잡는다.
2. 호흡을 내쉬며 두 다리를 가슴 쪽으로 끌어 당기며 머리 뒤로 넘긴다.
3. 호흡을 들이마시며 시작 자세로 돌아와 5~10회 반복해서 실시한다.

> **Tip** 경추가 아닌 상부 흉추부터 순차적으로 분절하며 운동을 한다.

잭 나이프 (Jeck Knife)

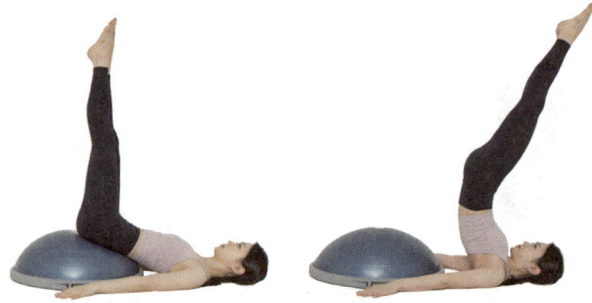

1. 보수에 견갑대 아래부터 골반까지 올려놓고 다리를 직각으로 들고 보수 양 옆을 잡는다.
2. 호흡을 내쉬며 다리와 엉덩이를 들어 올리면서 천장으로 다리를 뻗어 올린다.
3. 호흡을 척추를 분절하며 들이마시며 시작 자세로 돌아와 5~10회 반복해서 실시한다.

> **Tip** 목과 어깨 부상 또는 허리 디스크가 있는 사람은 금기 운동이다.

더블 크런치 (Double Crunch)

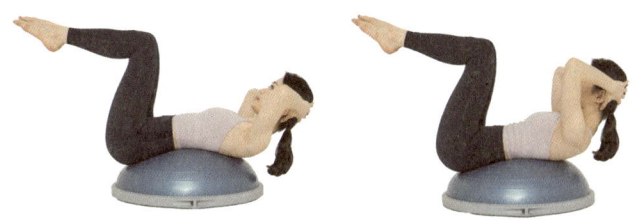

1. 보수 위에 누워 양손을 머리 뒤에 받치고, 두 다리를 접어 들어 올리고 시작 자세를 취한다.
2. 호흡을 내쉬며 턱을 당기면서 복부를 수축하며 상체와 무릎을 동시에 들어 올린다.
3. 호흡을 들이마시며 시작 자세로 돌아와 5~10회 반복해서 실시한다.

Tip 반동없이 골반의 균형을 유지하면서 실시한다.

리버스 크런치 터치 다운 (Reverse Crunch Touch Down)

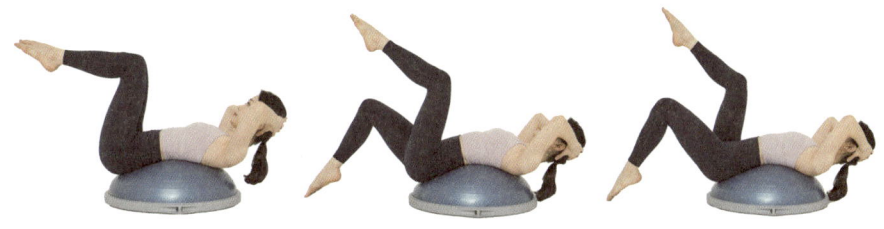

1. 보수 위에 누워 양손을 머리 뒤에 받치고, 두 다리를 접어 들어 올리고 시작 자세를 취한다.
2. 호흡을 내쉬며 구부리고 있는 무릎은 유지하며 한쪽 다리의 발끝을 내려 바닥을 터치 한다.
3. 호흡을 들이마시며 시작 자세로 돌아와 반대쪽 방향을 실시하며 번갈아 가며 반복한다.

Tip 골반의 높이가 수평이 맞게 주의하며 실시한다.

티저 (Teaser)

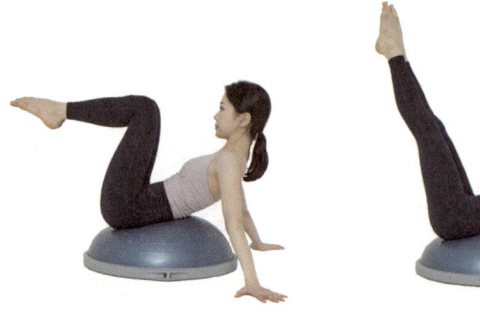

1. 보수 위에 누워 양손을 벌려 바닥에 놓고 두 다리를 접어 들어 올리고 시작 자세를 취한다.
2. 호흡을 내쉬며 복부를 수축하고 접고 있던 무릎을 펴면서 다리를 뻗어 들어 올린다.
3. 호흡을 들이마시며 시작 자세로 돌아와 5~10회 반복해서 실시한다.

Tip 목과 어깨의 과도한 긴장이 되지 않도록 코어를 활성화하며 실시한다.

브이-싯 돔 핏 다운 (V-Sit Dome Feet Down)

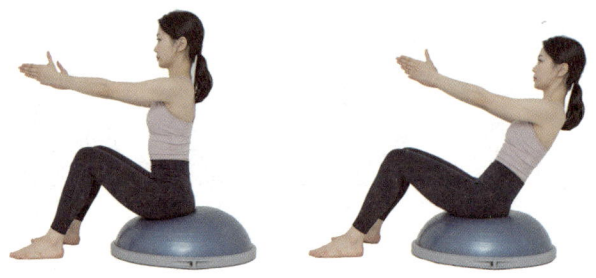

1. 무릎을 구부리고 보수 위에 앉아 양손을 가슴 앞에 뻗고 시작 자세를 취한다.
2. 호흡을 내쉬며 복부를 수축하고 양손을 앞으로 뻗으면서 동시에 상체를 뒤로 기울인다.
3. 호흡을 들이마시며 시작 자세로 돌아와 5~10회 반복해서 실시한다.

Tip 척추의 정렬을 유지하며 점점 각도를 늘리며 실시한다.

브이-싯 돔 핏 업 (V-Sit Dome Feet Up)

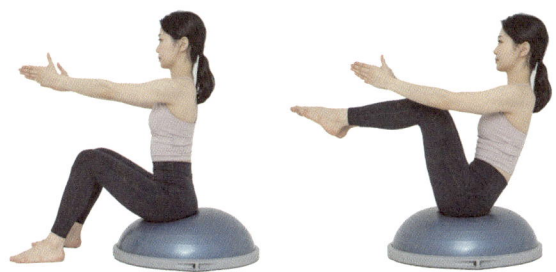

1. 무릎을 구부리고 보수 위에 앉아 양손을 가슴 앞에 뻗고 시작 자세를 취한다.
2. 호흡을 내쉬며 복부를 수축하며 무릎을 들어 올리며 동시에 양손을 앞으로 뻗으면서 상체를 뒤로 기울인다.
3. 호흡을 들이마시며 시작 자세로 돌아와 5~10회 반복해서 실시한다.

> **Tip** 무릎을 구부린 상태에서 다리를 들어 올리며 동작이 익숙해지면 무릎을 펴면서 실시한다.

레그 오픈 턱 (Leg Open Tuck)

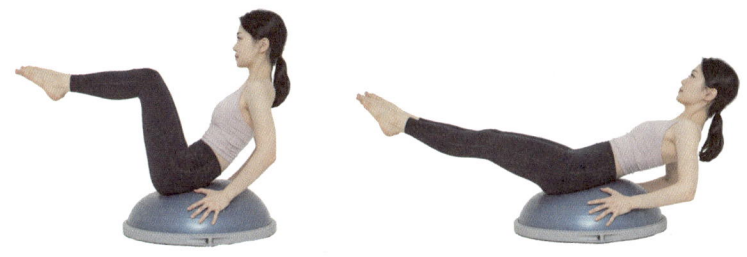

1. 보수에 앉아 양손을 보수 위에 놓고 두 다리를 접어 들어 올리고 시작 자세를 취한다.
2. 호흡을 내쉬며 복부를 수축하고 접고 있던 무릎을 펴서 다리를 앞으로 뻗는다.
3. 호흡을 들이마시며 시작 자세로 돌아와 5~10회 반복해서 실시한다.

> **Tip** 골반의 중립을 유지하며 점점 각도를 늘리며 실시한다.

보수 필라테스

수파인 싱글 레그 스트레치 (Supine Single Leg Stretch)

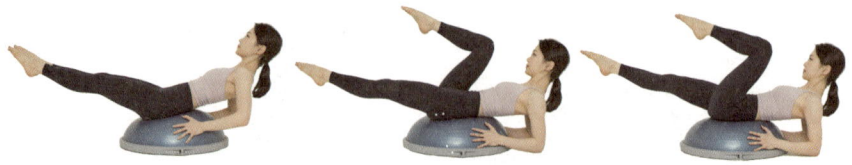

1. 보수 위에 누워 양손으로 보수를 잡고 두 다리를 길게 뻗어 시작 자세를 취한다.
2. 호흡을 내쉬며 상체를 뒤로 기울이고 뻗고 있던 다리를 한쪽씩 접어 몸 쪽으로 당겨온다.
3. 호흡을 들이마시며 시작 자세로 돌아와 반대쪽 방향을 실시하며 번갈아 가며 반복한다.

Tip 허리가 뜨지 않도록 복부를 계속해서 수축한 상태로 유지하며 실시한다.

싱글 레그 스트레치 (Single Leg Stretch)

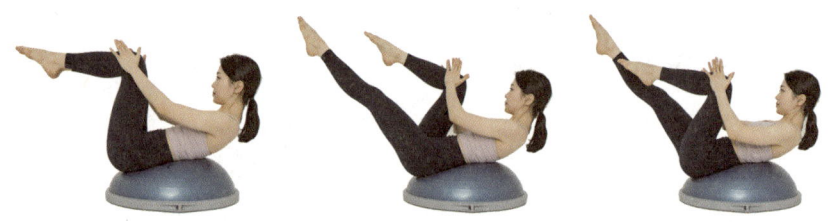

1. 보수 위에 누워서 양쪽 무릎을 구부리고 양손으로 무릎 아래를 잡고 시작 자세를 취한다.
2. 호흡을 내쉬며 상체를 끌어 올리며 한쪽 다리를 펴면서 동시에 반대쪽 무릎을 잡아당긴다.
3. 호흡을 들이마셨다 내쉬며 반대쪽 다리를 실시 하며 번갈아 가면서 5~10회 실시한다.

Tip 복부의 코어가 풀려 허리에 부담이 가지 않도록 주의하면서 진행한다.

크리스 크런치 (Criss-Crunch)

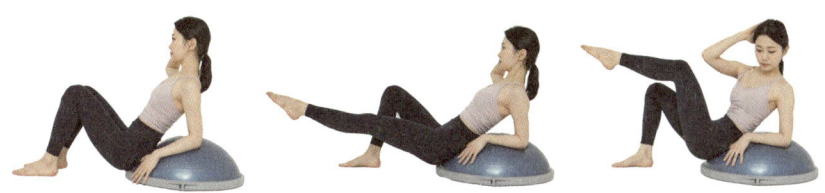

1. 양 무릎을 구부리고 보수 위에 기대어 앉아 한 손은 보수 위에 반대 손은 목을 지탱하여 시작 자세를 취한다.
2. 호흡을 들이마시며 팔과 반대쪽 다리의 무릎을 뻗어 들어 올린다.
3. 호흡을 내쉬며 무릎과 팔꿈치가 만날 수 있게 몸통을 회전시켜 올라온다.

> **Tip** 목과 어깨 힘을 줘 끌어올리는 것이 아니라 복부의 힘으로 진행한다.

싱글 레그 토 터치 (Single Leg Toe Touch)

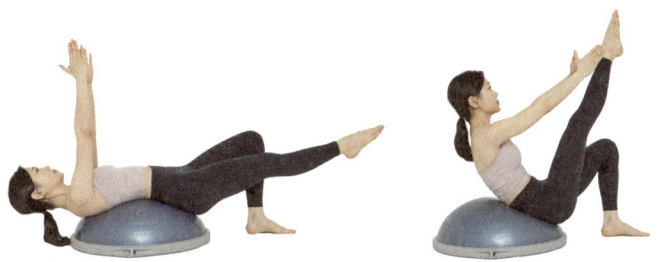

1. 보수 위에 누워 양손을 가슴 앞에 뻗고 한쪽 다리를 뻗고 시작 자세를 취한다.
2. 호흡을 내쉬며 들고 있는 다리를 들어 올리며 동시에 상체를 들어 양손으로 발을 터치 한다.
3. 호흡을 들이마시며 시작 자세로 돌아와 반대쪽 방향을 실시하고 좌/우 번갈아 가면서 반복한다.

> **Tip** 팔과 다리를 동시에 들어 올리며 곧게 펴고 실시한다.

익스텐드 킥 크런치 (Extended Kick Crunch)

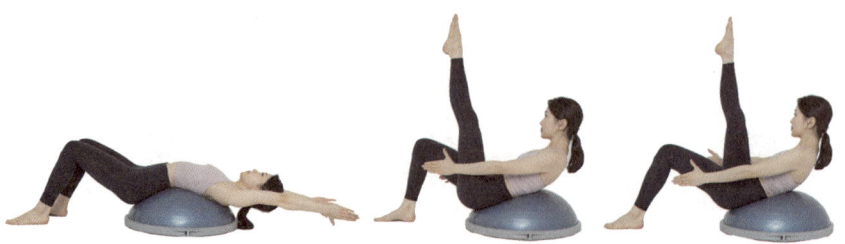

1. 보수 위에 누워 무릎은 구부리고 양손을 머리 위로 들어 올리고 시작 자세를 취한다.
2. 호흡을 내쉬며 한쪽 다리를 들어 올리며 동시에 상체를 숙이며 양손을 다리 쪽으로 내린다.
3. 호흡을 들이마시며 시작 자세로 돌아와 반대쪽 방향을 실시하고 좌/우 번갈아 가면서 반복한다.

Tip 움직임을 하는 동안 목과 어깨의 긴장에 주의하며 실시한다.

크리스 크로스 (Criss Cross)

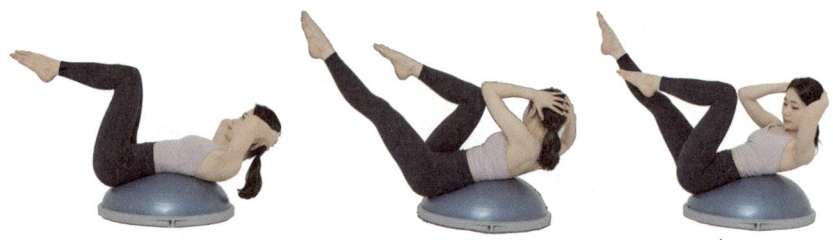

1. 보수 위에 누워서 양쪽 무릎을 구부리고 양손을 머리 뒤에 받쳐서 시작 자세를 취한다.
2. 호흡을 내쉬며 한쪽 무릎을 끌어 당기며 반대쪽 상체를 회전해 팔꿈치와 무릎을 터치 한다.
3. 호흡을 들이마시며 시작 자세로 돌아와 좌/우를 번갈아 가면서 5~10회 실시한다.

Tip 복부를 수축하고 동시에 골반과 견갑골의 안정성을 유지하며 실시한다.

┃ 더블 레그 스트레치 (Double Leg Stretch)

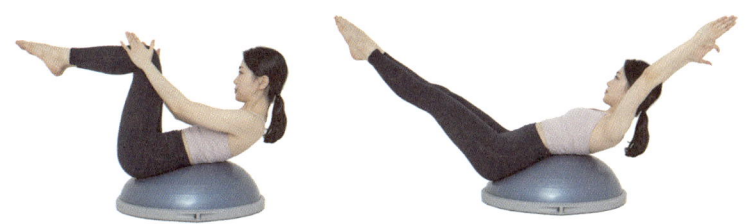

1. 보수 위에 누워서 양쪽 무릎을 구부리고 양손으로 무릎 옆을 잡고 시작 자세를 취한다.
2. 호흡을 내쉬며 상체와 양팔을 머리 위로 들어 올리면서 동시에 무릎을 펴서 다리를 뻗는다.
3. 호흡을 들이마시며 시작 자세로 돌아와 5~10회 반복해서 실시한다.

Tip 팔과 다리를 이용해서 U자 모양을 만든다고 생각하면서 실시한다.

┃ 싱글 레그 스트레치 로테이션 (Single Leg Stretch Rotation)

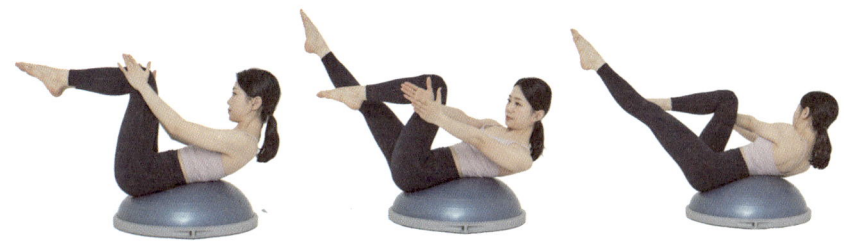

1. 보수 위에 누워서 양쪽 무릎을 구부리고 양손으로 무릎 옆을 잡고 시작 자세를 취한다.
2. 호흡을 내쉬며 한쪽 무릎을 끌어 당기고 반대쪽 다리는 뻗으며 양손과 상체를 회전 시킨다.
3. 호흡을 들이마시며 시작 자세로 돌아와 반대쪽 방향을 실시하며 번갈아가면서 반복한다.

Tip 상체와 하체가 서로 교차하여 측면 근육들이 사용될 수 있도록 실시한다.

▍레그 레이즈 (Leg Raise)

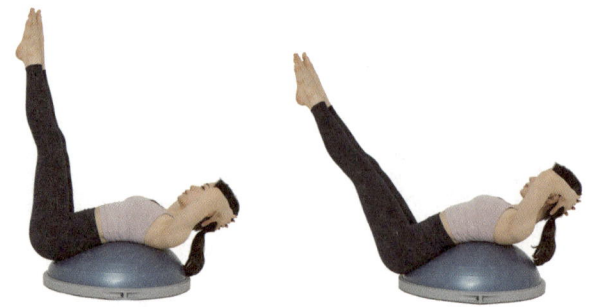

1. 보수 위에 누워서 손으로 머리 뒤를 받치고 다리를 수직 들고 시작 자세를 취한다.
2. 호흡을 내쉬며 복부를 수축하며 들어 올리고 있던 다리를 사선으로 뻗는다.
3. 호흡을 들이마시며 역순으로 시작 자세로 돌아와 반복해서 실시한다.

> **Tip** 허리 부상의 주의하며 골반의 균형을 유지하며 실시한다.

▍얼터네이트 레그 드랍 (Alternating Leg Drop)

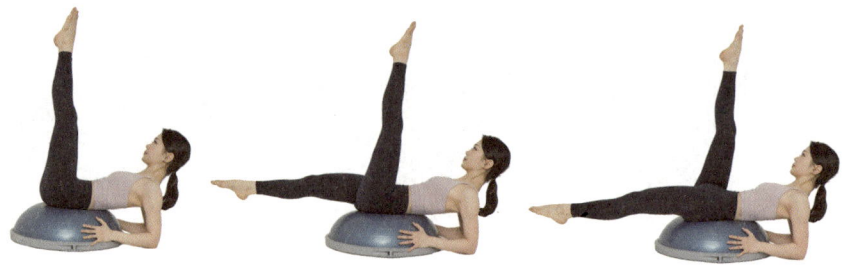

1. 보수 위에 누워 양손으로 보수를 잡고 다리를 들어 올리고 시작 자세를 취한다.
2. 호흡을 내쉬며 한쪽 다리는 유지하고 반대쪽 다리는 바닥을 향해 내린다.
3. 호흡을 들이마시며 시작 자세로 돌아와 반대쪽 방향을 실시하고 좌/우 번갈아 가면서 반복 한다.

> **Tip** 골반과 몸의 정렬을 유지하며 한쪽으로 기울지 않도록 진행한다.

Sitting

브리딩 포워드 (Breathing Forward)

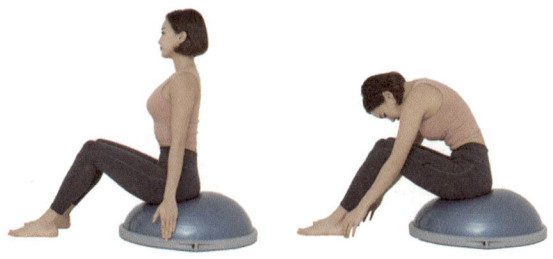

1. 보수 위에 앉아 무릎을 구부리고 양손을 골반 옆에 보수에 놓고 시작 자세를 취한다.
2. 호흡을 내쉬며 양손을 앞으로 내밀면서 척추를 분절하여 둥글게 말아 앞으로 뻗어 준다.
3. 호흡 들이마시고 내쉬며 호흡 조절을 통해 흉곽을 3~5회 반복하고 시작 자세로 돌아 간다.

Tip 호흡을 통해 흉곽의 옆과 뒤를 확장 시키며 목과 어깨의 긴장에 주의하며 실시한다.

머메이드 트위스트 (Mermaid Twist)

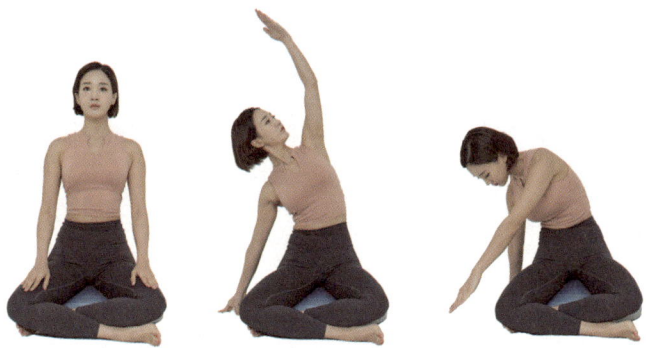

1. 보수 위에 다리를 교차해서 앉아 양손을 무릎 위에 올려놓고 시작 자세를 취한다.
2. 호흡을 들이 마시며 한쪽 손은 바닥을 짚고 반대쪽 팔을 들어 올려 상체를 기울인다.
3. 호흡 내쉬며 들어 올렸던 손을 사선 앞쪽으로 상체를 숙이며 손끝을 뻗어 준다.
4. 호흡을 들이 마시며 시작 자세로 돌아와 반대쪽 방향으로 실시하며 번갈아가면서 반복한다.

Tip 움직임을 하는 동안 호흡이 끊기지 않게 유지하며 실시 해야 한다.

보수 필라테스

스파인 포워드 위드 리치 (Spine Forward with Reach)

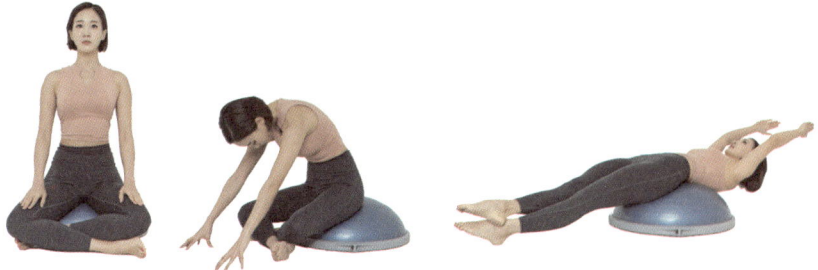

1. 보수 위에 다리를 교차해서 앉아 양손을 무릎 위에 올려놓고 시작 자세를 취한다.
2. 호흡 내쉬며 척추를 굴곡시켜 상체를 숙이며 양손을 앞으로 최대한 뻗어 척추를 늘려준다.
3. 호흡을 들이마시며 발목은 교차한 상태로 앞으로 뻗어주고 양손을 머리 위로 들어 올린다.
4. 호흡을 내쉬며 시작 자세로 돌아와 5~10회 반복해서 실시한다.

Tip 반동을 사용하지 않고, 어깨와 승모근의 과도한 긴장을 피하며 실시한다.

롤 다운 위드 스파인 포워드 (Roll Down with Spine Forward)

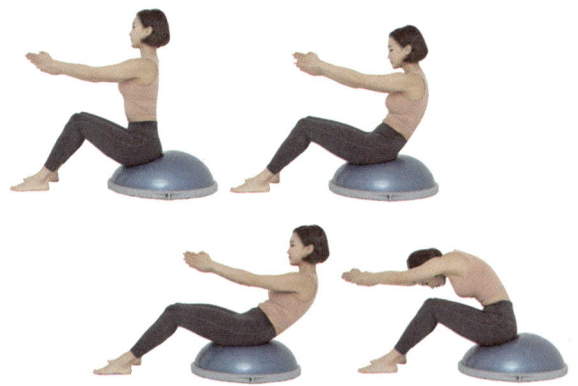

1. 보수 위에 앉아 무릎을 구부리고 양손을 가슴 앞에 뻗어 들어 올리고 시작 자세를 취한다.
2. 내쉬는 호흡에 턱을 당기며 요추부터 척추를 분절해서 내려가다 요추 하부에 닿게 한다.
3. 호흡 들이마시고 내쉬며 고개를 숙여 척추를 분절하며 올라오면서 양팔을 앞으로 뻗는다.
4. 호흡을 들이마시며 시작 자세로 돌아와 5~10회 반복해서 실시한다.

Tip 동작이 익숙해지면 점차 구부리고 있던 무릎을 펴고 실시하는 것이 더 효과적이다.

롤 다운 위드 리치 (Roll Down with Reach)

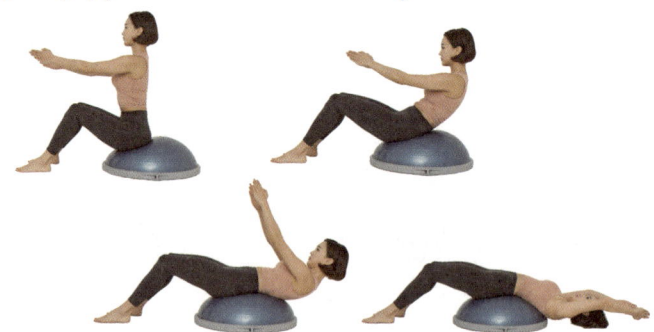

1. 보수 위에 앉아 무릎을 구부리고 양손을 가슴 앞에 뻗어 들어 올리고 시작 자세를 취한다.
2. 내쉬는 호흡에 턱을 당기며 요추부터 척추를 분절해서 내려가서 눕는다.
3. 호흡 들이마시며 흉곽을 확장시키며 양손을 머리 위로 들어 올리며 뻗어 준다.
4. 호흡을 내쉬며 역순으로 시작 자세로 돌아와 5~10회 반복해서 실시한다.

> **Tip** 팔과 척추 모양의 곡선을 최대한 유지하며 척추의 분절을 인지하며 실시한다.

포워드 스트레치 (Forward Stretch)

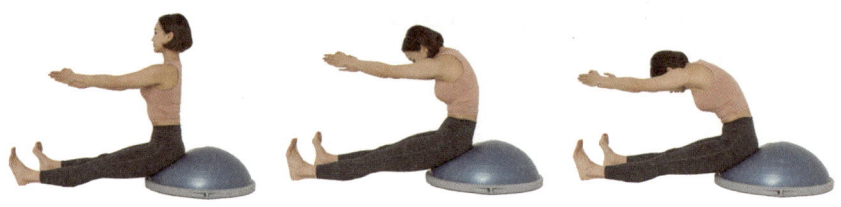

1. 보수 위에 다리를 벌리고 앉아 발목을 당기고 양손을 가슴 앞에 뻗고 시작 자세를 취한다.
2. 호흡을 내쉬며 양손을 앞으로 내밀면서 척추를 분절하여 둥글게 말아 앞으로 뻗어 준다.
3. 호흡을 들이마시며 시작 자세로 돌아와 5~10회 반복해서 실시한다.

> **Tip** 척추 분절의 유연성과 익상 견갑을 개선 시키는데 효과적인 동작이다.

포워드 스트레치 위드 익스텐션 (Forward Stretch with Extension)

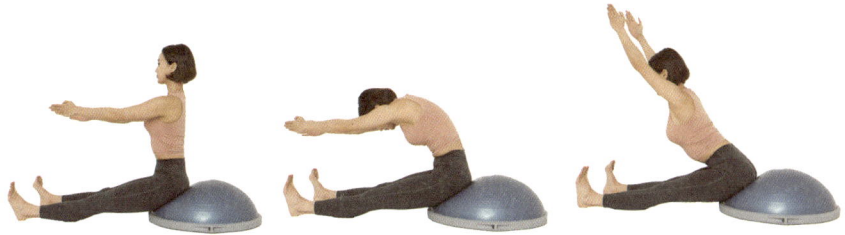

1. 보수 위에 다리를 벌리고 앉아 발목을 당기고 양손을 가슴 앞에 뻗고 시작 자세를 취한다.
2. 호흡을 내쉬며 양손을 앞으로 뻗으면서 척추를 분절하여 둥글게 말아주고 마시고 내쉬는 숨에 요추를 곧게 피며 팔을 사선 위로 뻗어 준다.
3. 호흡을 들이마시며 시작 자세로 돌아와 5~10회 반복해서 실시한다.

Tip 척추 분절의 유연성과 하부 승모근 기능을 개선 시키는데 효과적인 동작이다.

트위스트 (Twist)

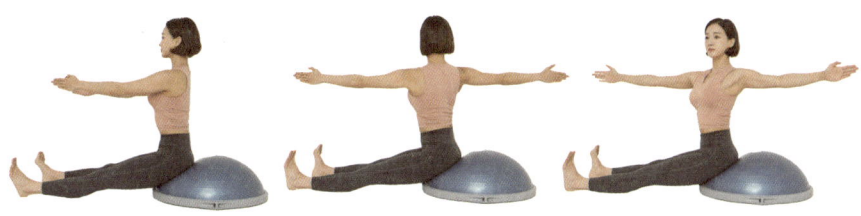

1. 보수 위에 다리를 벌리고 앉아 발목을 당기고 양손을 가슴 앞에 뻗고 시작 자세를 취한다.
2. 호흡을 내쉬며 시선과 함께 몸통과 팔을 한쪽 방향으로 회전시킨다.
3. 호흡을 들이마시며 시작 자세로 돌아와 반대쪽 방향으로 회전 하면서 실시한다.

Tip 골반의 균형을 유지하며 척추를 중심으로 회전 시킨다.

숄더 트위스트 (Shoulder Twist)

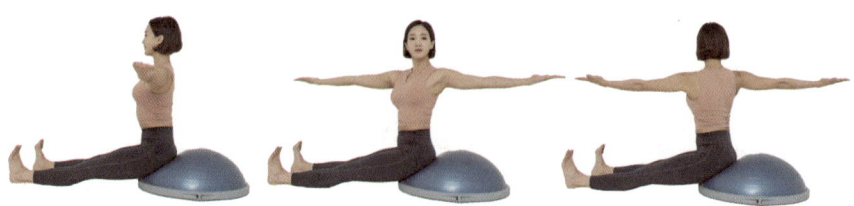

1. 보수 위에 다리를 벌리고 앉아 발목을 당기고 양손을 가슴 옆에로 벌리고 시작 자세를 취한다.
2. 호흡을 내쉬며 시선과 함께 양팔을 벌린 상태에서 시선과 몸통을 한쪽 방향으로 회전 시킨다.
3. 호흡을 들이마시며 시작 자세로 돌아와 반대쪽 방향을 실시하며 빈갈아 가며 반복한다.

Tip 골반의 균형을 유지하며 척추를 중심으로 회전 시킨다.

원 암 로테이션 (One Arm Rotation)

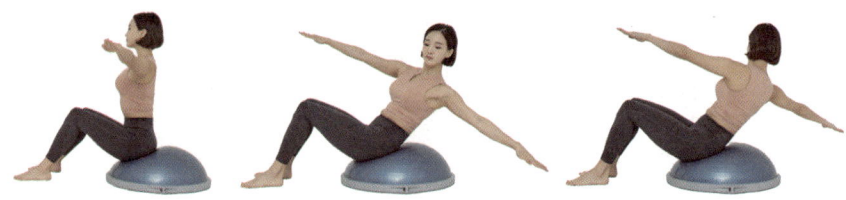

1. 보수 위에 앉아 무릎을 구부리고 양손을 가슴 옆으로 벌리고 시작 자세를 취한다.
2. 호흡을 내쉬며 한쪽 손을 벌리면서 몸통을 한쪽 방향으로 회전 시킨다.
3. 호흡을 들이마시며 시작 자세로 돌아와 반대쪽 방향으로 회전 하면서 실시한다.

Tip 척추를 중심으로 회전 시키며 반대쪽 팔은 유지한 상태에서 실시한다.

트위스트 쏘우 (Twist Saw)

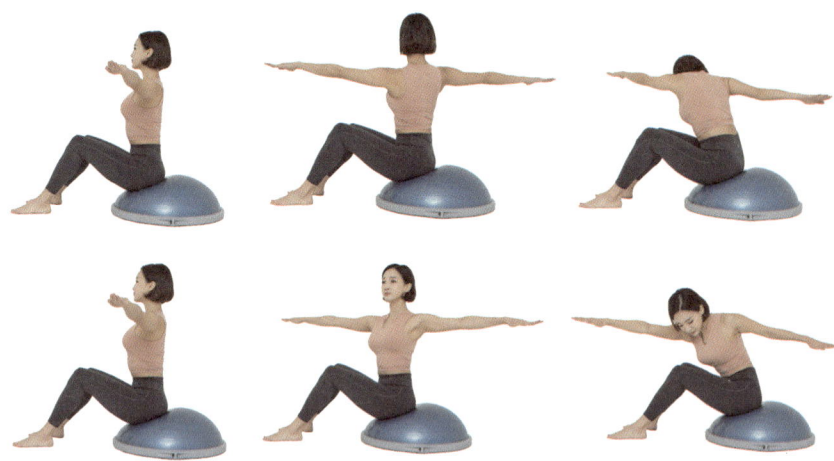

1. 보수 위에 앉아 무릎을 구부리고 양손을 가슴 옆에 벌리고 시작 자세를 취한다.
2. 호흡을 내쉬며 시선과 함께 양팔을 벌린 상태에서 시선과 몸통을 한쪽 방향으로 회전 시킨다.
3. 호흡을 들이마시고 내쉬며 상체를 숙이는 동시에 앞쪽으로 손을 뻗으며 뒤쪽 손을 들어올린다.
4. 호흡을 들이마시며 시작 자세로 돌아와 반대쪽 방향을 실시하며 번갈아 가며 반복한다.

> **Tip** 골반의 정렬을 유지한 상태에서 흉추를 최대한 회전 한 후 사선으로 실시한다.

쏘우 (Saw)

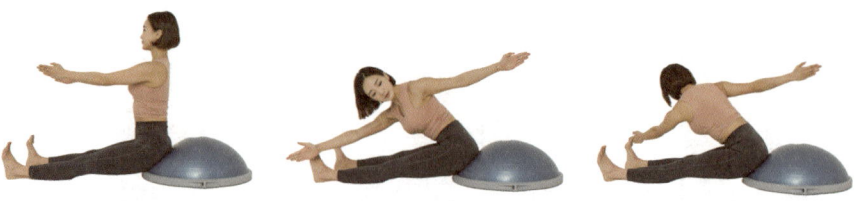

1. 보수 위에 다리를 벌리고 앉아 발목을 당기고 양손을 가슴 앞에 뻗고 시작 자세를 취한다.
2. 호흡을 내쉬며 한쪽 손은 앞으로 반대쪽 손은 뒤로 뻗어 몸통과 팔을 한쪽 방향으로 회전시키며 숙인다.
3. 호흡을 들이마시며 시작 자세로 돌아와 반대쪽 방향으로 회전 하면서 실시한다.

> **Tip** 척추를 중심으로 회전 시키며 팔은 멀리 뻗으며 팔과 상체를 굴곡 시킨다.

레그 익스텐션 (Leg Extension)

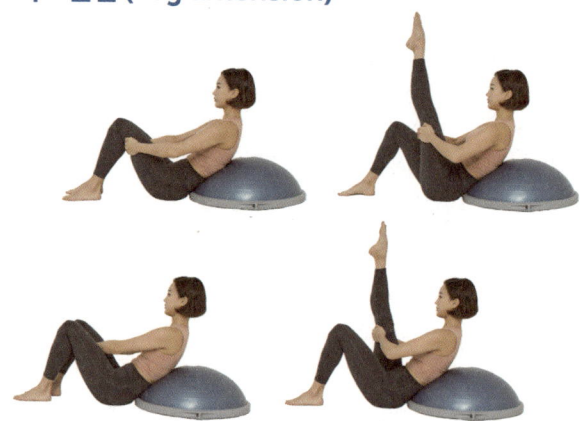

1. 보수에 기대어 무릎을 구부리고 앉아 한쪽 무릎 뒤를 양손으로 잡고 시작 자세를 취한다.
2. 호흡을 내쉬며 잡고 있는 쪽의 다리의 무릎을 피면서 발을 사선으로 들어 올린다.
3. 호흡을 들이마시며 시작 자세로 돌아와 5~10회 반복해서 실시 후 반대쪽 방향을 실시한다.

> **Tip** 하지의 정렬을 유지하며 진행한다.

싯 업 2 (Sit Up 2)

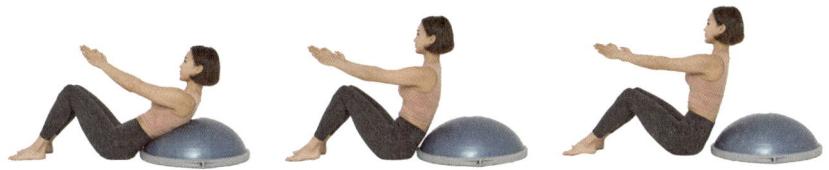

1. 무릎을 구부리고 앉아서 보수에 기대고 양손을 가슴 앞에 뻗은 상태에서 시작 자세를 취한다.
2. 호흡을 내쉬며 복부를 수축하는 동시에 팔을 앞으로 뻗으며 보수에서 상체를 들어 올린다.
3. 호흡을 들이마시며 시작 자세로 돌아와 5~10회 반복해서 실시한다.

> **Tip** 척추 분절의 유연성과 하부 승모근 기능을 개선 시키는데 효과적인 동작이다.

업도미널 컬 포워드 (Abdominal Curls Forward)

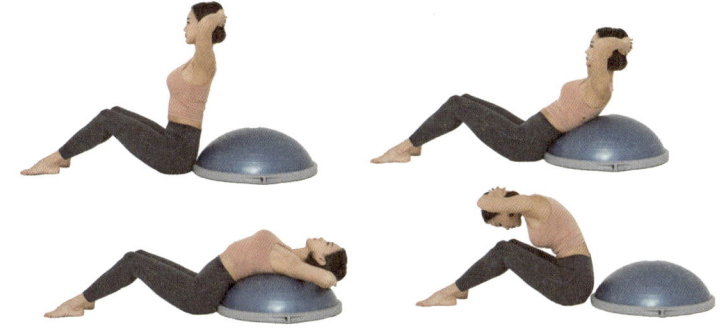

1. 보수 앞에 무릎을 구부리고 앉아 양손을 머리 뒤에 받치고 시작 자세를 취한다.
2. 호흡을 내쉬며 복부를 수축하면서 척추를 분절하여 롤백 하며 보수에 기댄다.
3. 호흡을 들이마시며 팔꿈치를 벌리면서 상체를 신전해서 머리와 시선을 위로 향하게 한다.
4. 호흡을 내쉬며 시작 위치로 돌아가 팔꿈치를 벌린상태로 유지하며 무릎 방향으로 상체를 숙인다.
5. 호흡을 마시며 시작 자세로 돌아와 5~10회 반복해서 실시한다.

> **Tip** 목과 어깨의 긴장을 피하며 견갑골의 안정화를 유지하며 실시한다.

I 스파인 스트레치 포트 디 브라스 (Spine Stretch Port de Bras)

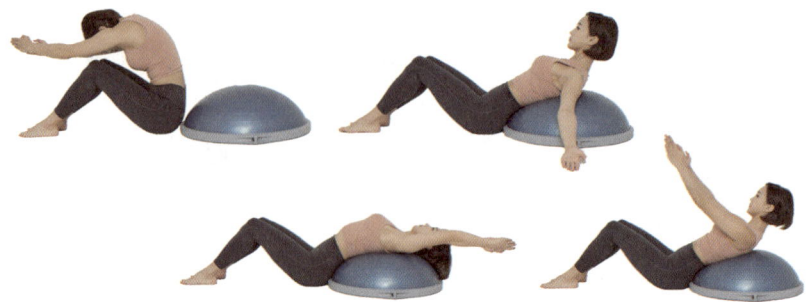

1. 보수 앞에 무릎을 구부리고 앉아 양손을 앞으로 뻗고 상체를 숙인 상태에서 시작 자세를 취한다.
2. 호흡을 들이마시며 척추를 분절하면서 롤백 하여 동시에 손을 옆으로 원을 그려 머리 위로 들어 올린다.
3. 호흡을 마시며 롤업 하면서 역순으로 시작 자세로 돌아와 5~10회 반복해서 실시한다.

Tip 롤백시 과신전과 롤업시 과굴곡을 피해야 하며 롤백과 롤업시 복사근의 수축을 컨트롤 한다.

I 싱글 니 리프트 (Single Knee Lift)

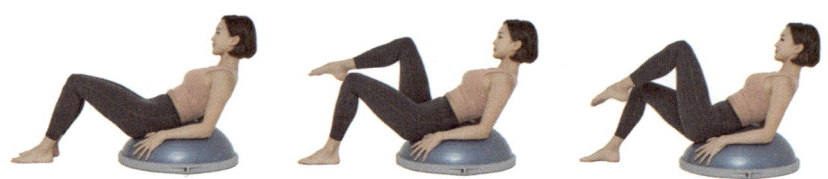

1. 보수 위에 기대어 무릎을 구부리고 앉아서 팔꿈치를 구부려 보수 위에 놓고 시작 자세를 취한다.
2. 호흡을 내쉬며 한쪽 다리를 무릎을 접은 상태로 가슴 쪽으로 직각이 되게 들어 올린다.
3. 호흡을 들이마시며 시작 자세로 돌아와 반대쪽 방향을 실시하고 번갈아가면서 반복한다.

Tip 골반이 한쪽으로 기울어 지지 않게 해야하며 실시한다.

레그 니 익스텐션 (Leg Knee Extension)

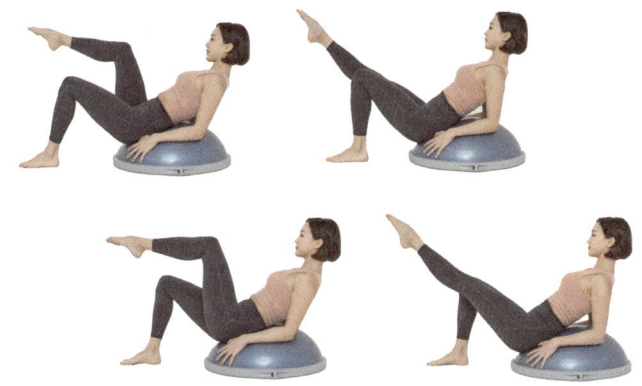

1. 보수 위에 기대어 한쪽 무릎을 접은 상태로 들어 올리고 시작 자세를 취한다.
2. 호흡을 내쉬며 들고 있던 다리의 무릎을 펴서 발을 앞으로 뻗어준다.
3. 호흡을 들이마시며 뻗었던 다리를 다시 시작 위치로 돌아가서 반대쪽 방향을 실시한다.

> **Tip** 다리를 뻗을 때 반대쪽 접고 있는 무릎의 높이와 수평 하게 뻗어 주어야 한다.

오블리크 크로스 크런치 (Oblique Cross Crunch)

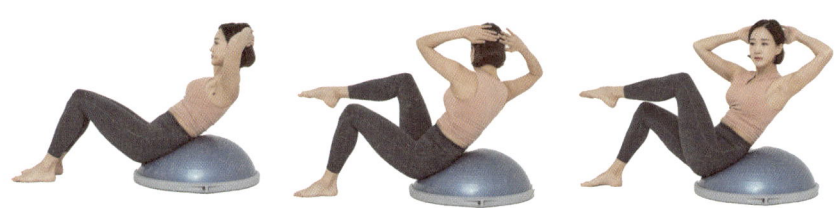

1. 보수 위에 기대어 무릎을 구부리고 앉아서 양손을 머리 뒤에 잡고 시작 자세를 취한다.
2. 호흡을 내쉬며 한쪽 무릎을 들어올리면서 동시에 반대쪽 팔꿈치를 교차해 터치한다.
3. 호흡을 들이마시며 시작 자세로 돌아와 반대쪽 방향을 실시하고 번갈아가면서 반복한다.

> **Tip** 반동없이 상체를 회전시켜 무릎과 팔꿈치가 만날 수 있게 해야한다.

암 크로스 토 터치 (Arm Cross Toe Touch)

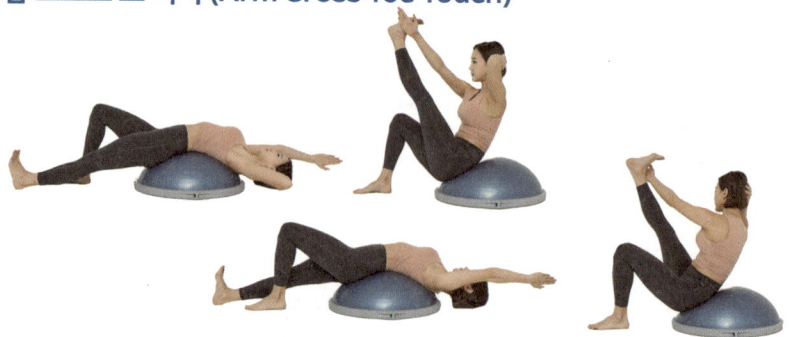

1. 보수 위에 누워 한쪽 손은 접어 머리 뒤에 놓고, 반대 손은 옆에 길게 뻗은 뒤 다리는 손과 반대되게 준비하여 시작 자세를 취한다.
2. 호흡을 내쉬며 복부를 수축하며 동시에 뻗고 있는 손과 발을 들어 올려서 손과 발을 터치 한다.
3. 호흡을 들이마시며 시작 자세로 돌아와 반대쪽 방향을 실시하고 번갈아가면서 반복한다.

Tip 운동을 하는 동안 반대쪽 손으로 목을 지지해서 부상에 주의하며 실시한다.

니 업 (Knee Up)

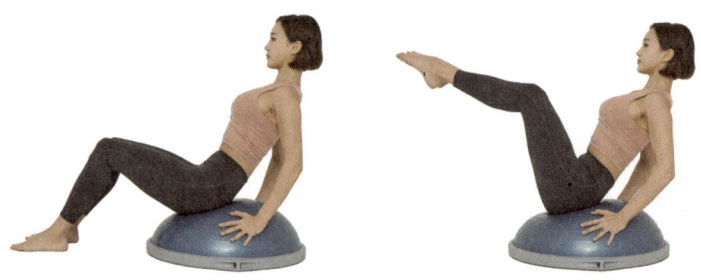

1. 보수 위에 무릎을 구부리고 앉아서 양손으로 보수를 잡고 시작 자세를 취한다.
2. 호흡을 내쉬며 무릎을 접은 상태로 발끝을 피고 상체를 뒤로 기울이며 들어 올린다.
3. 호흡을 들이마시며 시작 자세로 돌아와 5~10회 반복해서 실시한다.

Tip 들어 올리는 다리의 높이로 난이도를 조절하며 반동 없이 실시한다.

▎트렁크 로테이션 (Trunk Rotation)

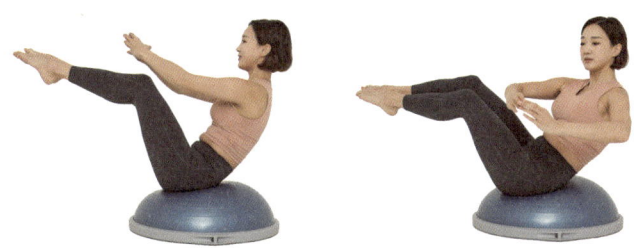

1. 보수 위에 무릎을 구부리고 앉아 들어올린 상태에서 양손을 가슴 앞에 잡고 시작 자세를 취한다.
2. 호흡을 내쉬며 무릎과 손을 서로 교차하며 반대 방향으로 앞으로 뻗어서 몸통을 회전 시킨다.
3. 호흡을 들이마시며 시작 자세로 돌아와 반대쪽 방향을 실시하고 번갈아가면서 반복한다.

Tip 보수 위에서 중심을 유지한 채 단계별로 무릎과 팔의 회전 범위를 증가 시키며 실시한다.

▎암 비트 (Arm Beat)

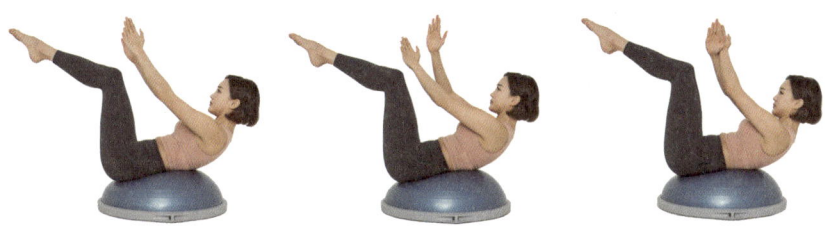

1. 보수 위에 누워 무릎을 구부리고 들어 올린 상태에서 두 손을 가슴 앞쪽으로 길게 뻗어 놓고 시작 자세를 취한다.
2. 호흡을 내쉬며 복부를 수축시킨 상태에서 두 손을 가슴 앞에서 서로 5~10회 교차 시킨다.
3. 호흡을 들이마시며 시작 자세로 돌아와 3~5 세트 반복 실시한다.

Tip 운동을 하는 동안 임프린트와 다리의 높이를 유지하며 실시한다.

▮ 시티드 스카플라 디프레션 (Seated Scapular Depression)

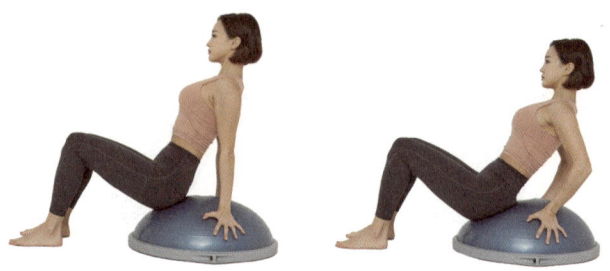

1. 무릎을 구부리고 보수 위에 앉아 양손으로 보수를 잡고 시작 자세를 취한다.
2. 호흡을 내쉬며 양손으로 보수를 누르며 팔꿈치를 구부린다.
3. 호흡을 들이마시며 시작 자세로 돌아와 5~10회 반복해서 실시한다.

> **Tip** 견갑골의 움직임을 인지하며 실시한다.

▮ 브릿지 싱글 니 리프트 (Bridge Single Knee Lift)

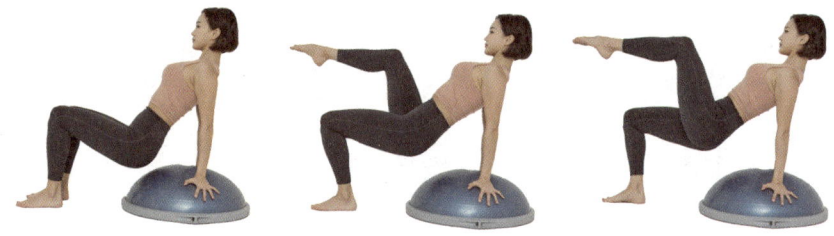

1. 양손으로 보수를 잡고 무릎을 구부린 상태에서 엉덩이를 들고 시작 자세를 취한다.
2. 호흡을 내쉬며 한쪽 다리를 무릎을 접은 상태로 가슴 쪽으로 직각을 유지하며 들어 올린다.
3. 호흡을 들이마시며 시작 자세로 돌아와 반대쪽 방향을 실시하고 번갈아가면서 반복한다.

> **Tip** 엉덩이를 들고 있는 상태에서 골반이 한쪽으로 기울어 지지 않게 해야하며 실시한다.

▌브릿지 싱글 니 서클 (Bridge Single Knee Cricle)

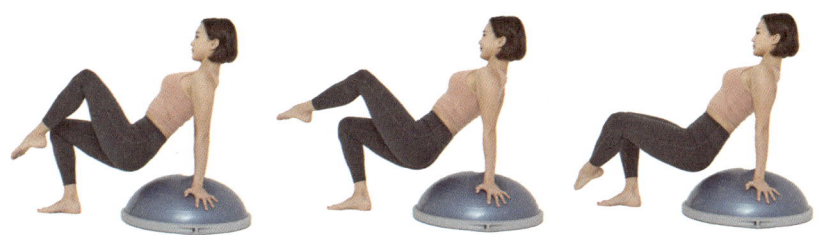

1. 양손으로 보수를 잡고 무릎을 구부린 상태에서 한쪽 무릎을 들어 올리고 시작 자세를 취한다.
2. 호흡을 내쉬며 한쪽 다리를 무릎을 접은 상태로 한쪽 방향으로 회전시키며 원을 그린다.
3. 호흡을 들이마시며 시작 자세로 돌아와 반대쪽 방향을 실시하고 다리를 바꿔서 반복한다.

Tip 무릎을 접은 상태에서 균형을 유지한 상태에서 원을 점진적으로 크게 그리며 실시한다.

▌수파인 포암 플랭크(Supine Forearm Plank)

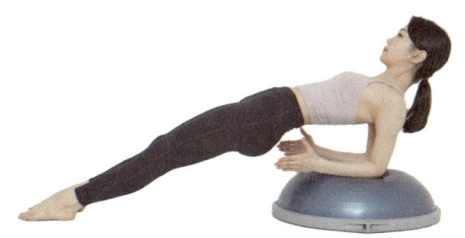

1. 보수 위에 팔꿈치를 구부려 올려놓고 누워 바닥에 엉덩이를 내려 놓고 시작 자세를 취한다.
2. 호흡을 내쉬며 복부를 수축시키며 임프린트하면서 동시에 엉덩이를 들어 올린다.
3. 호흡을 들이마시며 시작 자세로 돌아와 5~10회 반복 실시한다.

Tip 엉덩이를 들어 올릴 때 흉곽을 확장 시키며 턱을 당겨 발끝 부터 일직선이 될 수 있도록 실시한다.

보수 필라테스

▎펠빅 리프팅 (Pelvis Lifting)

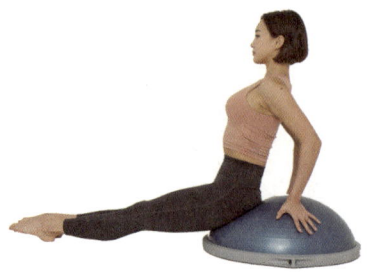 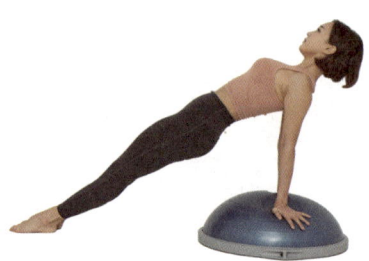

1. 보수 위에 다리를 뻗고 앉아서 두 손은 보수위에 놓고 시작 자세를 취한다.
2. 호흡을 내쉬며 양손으로 바닥을 누르며 엉덩이를 위로 들어 올린다.
3. 호흡을 들이마시며 시작 자세로 돌아와 5~10회 반복해서 실시한다.

Tip 다리를 교차한 상태에서 실시 하면 내전근을 함께 발달 시킬 수도 있다.

▎레그 풀 (Leg Pull)

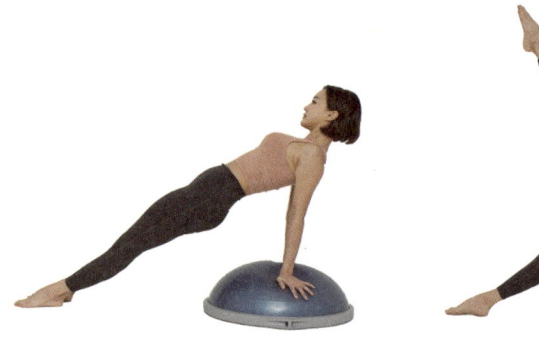 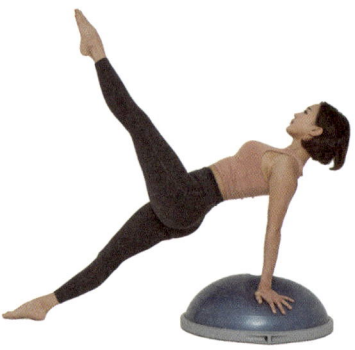

1. 손은 보수위에 놓고 다리를 길게 뻗어 엉덩이를 들고 시작 자세를 취한다.
2. 호흡을 내쉬며 한쪽의 발끝을 뻗은 상태에서 위로 들어 올린다.
3. 호흡을 들이마시며 시작 자세로 돌아와 5~10회 반복해서 실시한다.

Tip 앞뒤로 흔들리지 않도록 안정화 하고, 엉덩이를 신전하여 코어를 활성화하고 실시한다.

레그 서클 (Leg Circle)

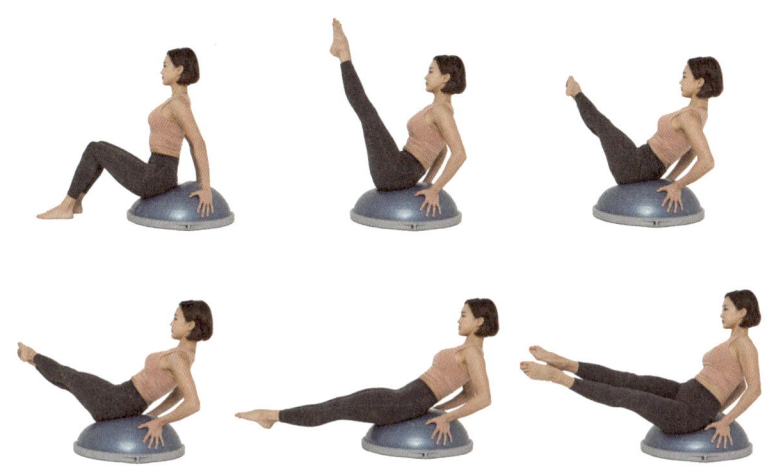

1. 무릎을 구부리고 보수 위에 앉아 양손으로 보수를 잡고 시작 자세를 취한다.
2. 호흡을 내쉬며 무릎을 피면서 다리를 들어 올리고 한쪽 방향으로 원을 그린다.
3. 호흡을 하면서 한쪽 방향으로 원을 3~5 회 실시 후 반대쪽 방향으로 실시한다.

Tip 다리를 들어 올린 높이를 통해 단계를 조절하며 실시한다.

싯 투 스텐드 (Sit to Stand)

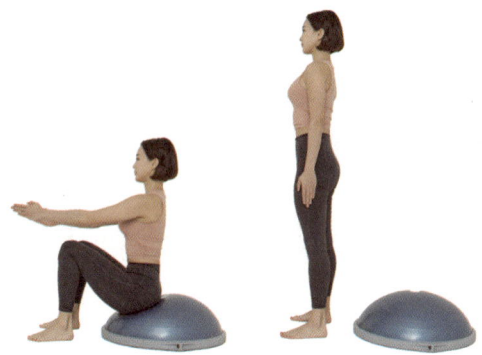

1. 무릎을 구부리고 보수 위에 앉아 양손을 가슴 앞에 뻗고 시작 자세를 취한다.
2. 호흡을 내쉬며 복부를 수축시키며 골반과 척추의 정렬을 유지하며 일어 선다.
3. 호흡을 들이마시며 시작 자세로 돌아와 5~10회 반복 실시한다.

> **Tip** 무릎과 척추의 정렬을 유지하며 실시한다.

밸런스 킥 (Balance Kick)

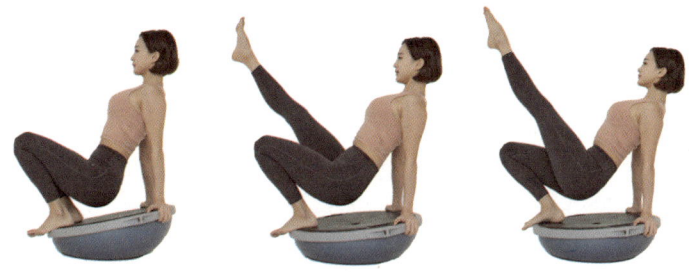

1. 보수를 뒤집어 무릎을 구부린 상태로 두 손으로 보수를 잡고 발을 올려 시작 자세를 취한다.
2. 호흡을 내쉬며 접힌 다리의 무릎을 펴서 한쪽씩 사선으로 뻗어준다.
3. 호흡을 들이마시며 시작 자세로 돌아와 5~10회 반대쪽 방향으로 반복 실시한다.

> **Tip** 호흡에 집중하며 운동을 하는 동안 임프린트를 유지하며 실시한다.

Side Lying

클램 쉘 (Clam Shell)

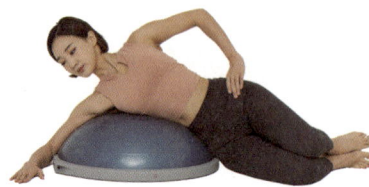
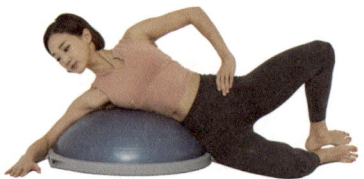

1. 보수 위에 옆으로 누워 무릎을 접고 한쪽 팔은 보수 앞에 놓고 반대 팔은 골반 위에 올리고 시작 자세를 취한다.
2. 호흡을 내쉬며 파워하우스를 유지하면서 두발은 붙이고 위쪽 다리의 무릎을 벌리면서 들어 올린다.
3. 호흡을 들이마시며 무릎을 모으면서 시작 자세로 돌아와 5~10회 반복해서 실시한다.

> **Tip** 고관절을 안정화 시키며 중둔근과 파워하우스를 강화 시켜준다.

사이드 업&다운 (Side Up&Down)

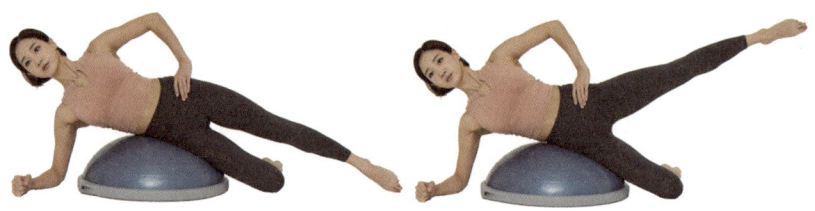

1. 보수 위에 팔굼치를 바닥에 놓고 옆으로 누워 아래쪽 다리는 무릎을 접고, 위쪽 다리는 옆으로 뻗어 시작 자세를 취한다.
2. 호흡을 내쉬며 파워하우스를 유지하여 옆으로 뻗은 다리를 위로 들어 올린다.
3. 호흡을 들이마시며 시작 자세로 돌아와 5~10회 반복 후 반대쪽 방향을 실시한다.

> **Tip** 골반의 균형을 유지하며 앞뒤로 흔들리지 않게 주의하며 실시한다.

▎디아고널 하프 서클 (Diagonal Half Circle)

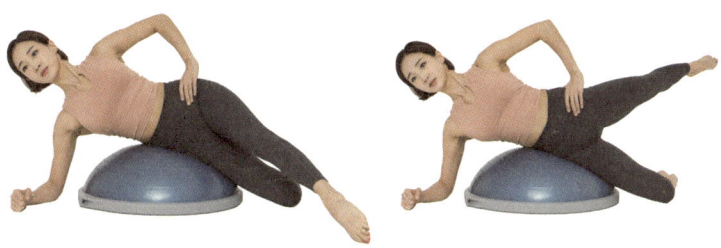

1. 보수 위에 한쪽 팔꿈치를 바닥에 놓고 옆으로 누워 아래쪽 다리는 무릎을 접고, 위쪽 다리는 사선 앞으로 뻗어 시작 자세를 취한다.
2. 호흡을 내쉬며 사선으로 뻗은 다리를 들어 올려 뒤쪽으로 반원을 그리며 움직인다.
3. 호흡을 들이마시며 시작 자세로 돌아와 5~10회 반복 후 반대쪽 방향을 실시한다.

Tip 동작이 익숙해지면 반원을 그리며 크게 원을 그리며 움직여 응용 동작을 실시 할 수 있다.

▎사이드 니 크로스 업 (Side Knee Cross Up)

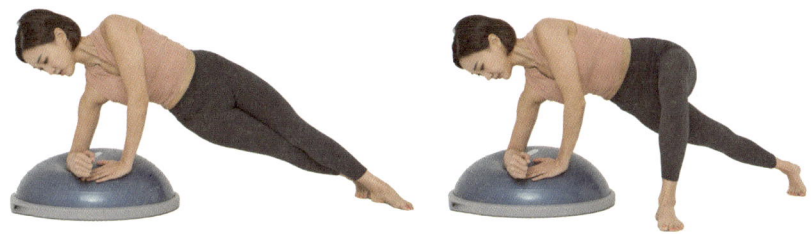

1. 보수 위에 한쪽 팔꿈치를 구부리고, 반대쪽 손을 올리고 사이드 플랭크 자세로 시작 자세를 취한다.
2. 호흡을 내쉬며 위쪽 다리의 무릎을 구부리며 교차하며 가슴쪽 보수 방향으로 끌어 올린다.
3. 호흡을 들이마시며 시작 자세로 돌아와 5~10회 반복 후 반대쪽 방향을 실시한다.

Tip 측면의 코어 강화와 고관절 기능 향상에 효과적인 동작이다.

인어 싸이 (Inner Tight)

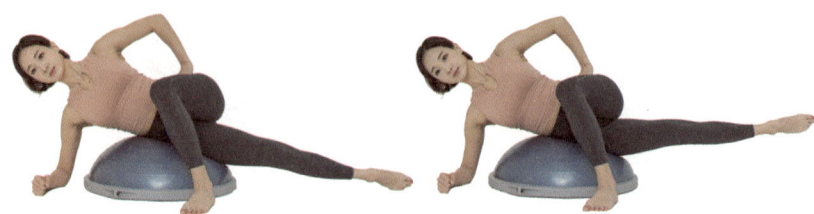

1. 보수 위에 한쪽 팔꿈치를 바닥에 놓고 옆으로 누워 한 다리를 접어 보수 앞에 내리고, 반대쪽 다리를 뻗어 시작 자세를 취한다.
2. 호흡을 내쉬며 파워하우스를 유지하면서 아래쪽에 위치한 다리를 위로 들어 올린다.
3. 호흡을 들이마시며 시작 자세로 돌아와 5~10회 반복 후 반대쪽 방향을 실시한다.

Tip 골반의 정렬을 유지하면서 내전근을 강화 하면서 실시한다.

디아고널 인어 싸이 (Diagonal Inner Tight)

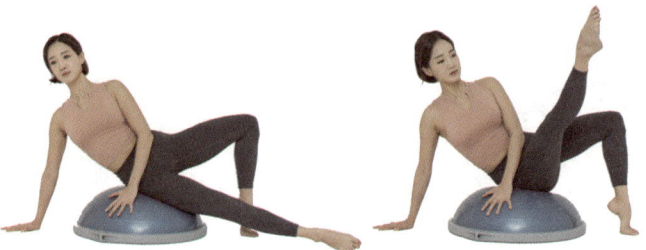

1. 보수 위에 옆으로 누워 한쪽 다리를 뻗어 사선 앞에 내리고, 반대쪽 다리는 접어 발끝을 세우고 시작 자세를 취한다.
2. 호흡을 내쉬며 파워하우스를 유지하면서 뻗고 있던 다리를 사선 위로 들어 올린다.
3. 호흡을 들이마시며 시작 자세로 돌아와 5~10회 반복 후 반대쪽 방향을 실시한다.

Tip 다리를 들어 올리는 다양한 각도와 방향을 조절하면 더 많은 내전근을 강화 시킬 수 있다.

▌사이드 힙 어브덕션 (Side Hip Abduction)

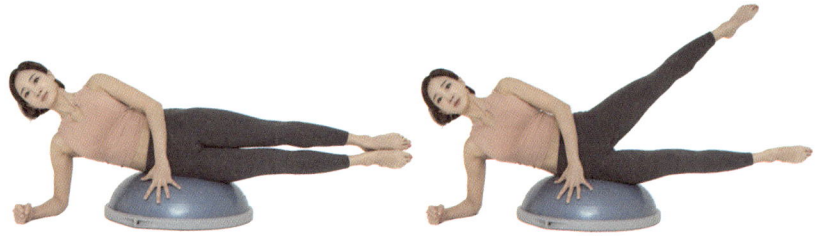

1. 보수 위에 한쪽 팔꿈치를 바닥에 놓고 옆으로 누워 두 다리를 길게 뻗어 시작 자세를 취한다.
2. 호흡을 내쉬며 척추의 정렬을 유지하며 위쪽 다리를 천천히 들어 올린다.
3. 호흡을 들이마시며 시작 자세로 돌아와 5~10회 반복 후 반대쪽 방향을 실시한다.

Tip 골반의 정렬이 앞뒤로 흔들리지 않게 주의하면서 실시한다.

▌사이드 업&다운 (Side Up&Down)

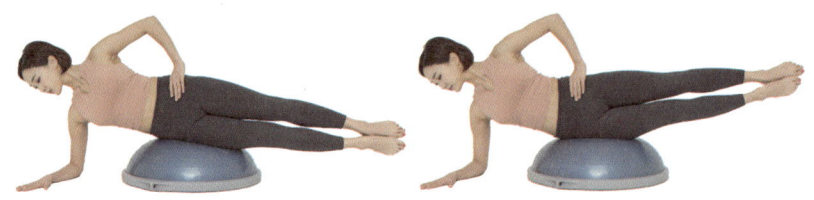

1. 보수 위에 한쪽 팔꿈치를 바닥에 놓고 옆으로 누워 두 다리를 길게 뻗어 시작 자세를 취한다.
2. 호흡을 내쉬며 척추의 정렬을 유지하며 두 다리를 모아 천천히 들어 올린다.
3. 호흡을 들이마시며 시작 자세로 돌아와 5~10회 반복 후 반대쪽 방향을 실시한다.

Tip 내전근을 수축시키며 골반의 균형을 유지하며 실시한다.

레그 서클 (Leg Circle)

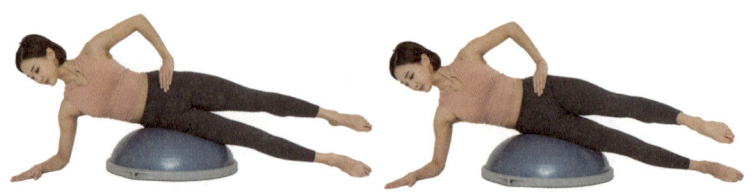

1. 보수 위에 한쪽 팔꿈치를 바닥에 놓고 옆으로 누워 한쪽 다리만 들어 올려 시작 자세를 취한다.
2. 호흡을 내쉬며 척추의 정렬을 유지하며 들어 올린 다리로 원을 그린다.
3. 호흡을 들이마시며 시작 자세로 돌아와 반대쪽 방향으로 원을 그린다.

> **Tip** 골반의 정렬을 유지하며 다리로 원을 단계별로 크게 그린다.

힙 어브덕션 & 어덕션 (Hip Abduction & Adduction)

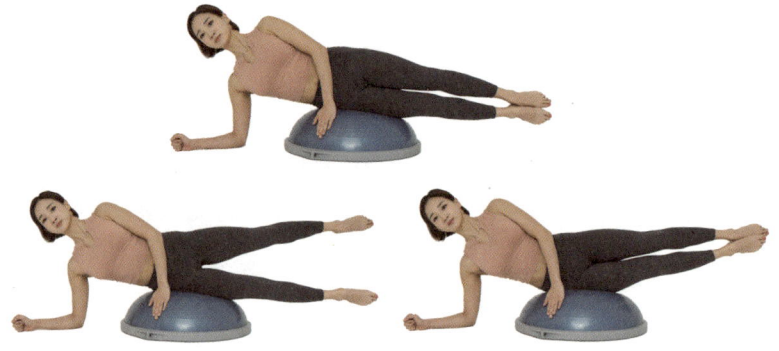

1. 보수 위에 한쪽 팔꿈치를 바닥에 놓고 옆으로 누워 다리를 길게 뻗어 시작 자세를 취한다.
2. 호흡을 내쉬며 척추의 정렬을 유지하며 위쪽 다리를 천천히 들어 올린다.
3. 호흡을 들이마시고 내쉬며 아래쪽 다리도 위로 들어 올려 두 다리를 모아 올려준다.
4. 호흡을 들이마시며 시작 자세로 돌아와 5~10회 반복 후 반대쪽 방향을 실시한다.

> **Tip** 고관절 외전근과 내전근을 동시에 강화 시킬 수 있는 콤보 동작이다.

사이드 시저 (Side Scissors)

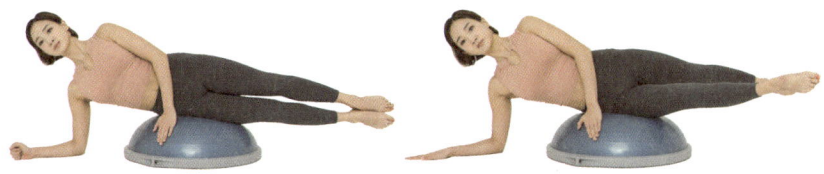

1. 보수 위에 한쪽 팔꿈치를 바닥에 놓고 옆으로 누워 다리를 길게 뻗어 시작 자세를 취한다.
2. 호흡을 내쉬며 한쪽 다리는 앞으로, 반대쪽 다리는 뒤로 교차하며 뻗는다.
3. 호흡을 들이마시고 시작 자세로 돌아와 교차 시키면서 5~10회 실시 후 방향을 바꿔서 실시한다.

> **Tip** 짧은 호흡을 하며 다리를 교차 할 때마다 숫자를 카운트 합니다.

사이드 원 암 프레스 (Side One Arm Press)

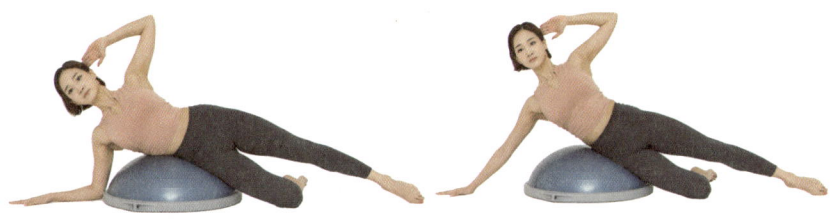

1. 보수 위에 옆으로 누워 아래쪽 다리는 무릎을 접고, 위쪽 다리는 옆으로 뻗어 시작 자세를 취한다.
2. 호흡을 내쉬며 아래쪽 팔꿈치를 펴서 보조하면서 상체를 옆으로 기울여 복사근을 수축시킨다.
3. 호흡을 들이마시며 시작 자세로 돌아와 5~10회 반복 후 반대쪽 방향을 실시한다.

> **Tip** 움직이는 동안 몸이 앞뒤로 흔들리거나 반동 없이 실시 해야 한다.

▎사이드 트렁크 플랙션 (Side Trunk Flexion)

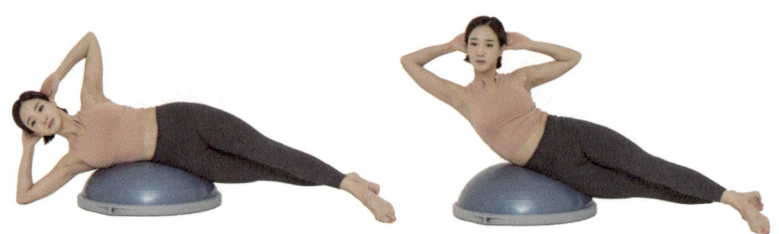

1. 보수 위에 옆으로 누워 다리를 교차한 상태로 뻗고 양손은 머리 뒤를 잡고 시작 자세를 취한다.
2. 호흡을 내쉬며 교차한 다리의 내전근을 수축시키며 동시에 복사근을 수축하며 상체를 들어 올린다.
3. 호흡을 들이마시며 시작 자세로 돌아와 5~10회 반복 후 반대쪽 방향을 실시한다.

> **Tip** 팔꿈치를 벌리고 척추의 정렬상태를 유지한 상태에서 실시 해야 한다.

▎엘보 스파인 로테이션 (Elbow Spine Rotation)

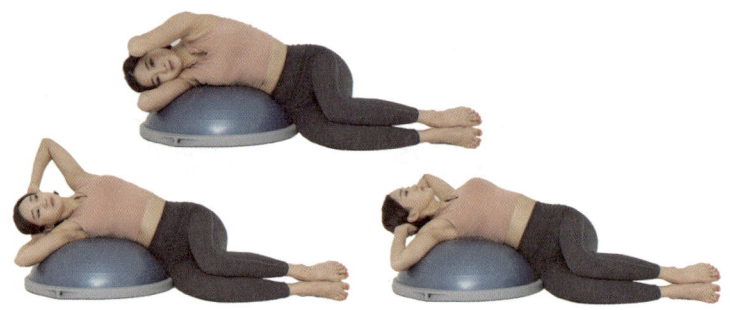

1. 보수 위에 옆으로 누워 양손을 머리 뒤를 잡고 팔꿈치를 구부려 모아 시작 자세를 취한다.
2. 호흡을 내쉬며 팔꿈치를 벌리면서 반대 방향으로 몸통과 팔꿈치를 회전 시킨다.
3. 호흡을 들이마시며 시작 자세로 돌아와 5~10회 반복 후 반대쪽 방향을 실시한다.

> **Tip** 상부 흉추 개선에 효과적인 동작이며 하부 흉추를 할 때는 손에 위치를 뒷짐지는 동작으로 실시해서 할 수 있다.

▌티 스파인 로테이션 (T-Spine Rotation)

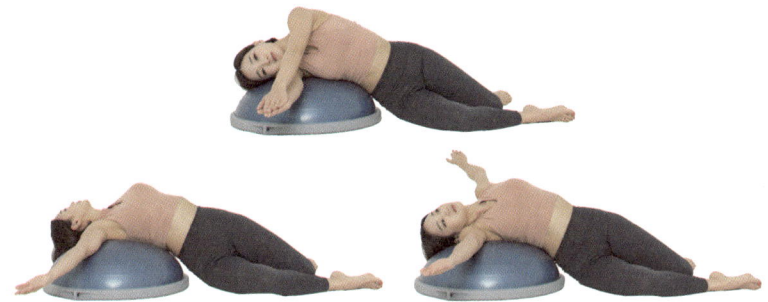

1. 보수 위에 옆으로 누워 양손을 가슴 앞에 뻗어 양손을 모으고 시작 자세를 취한다.
2. 내쉬는 호흡에 팔을 벌리면서 반대쪽 방향으로 몸통과 팔을 회전 시킨다.
3. 호흡을 들이마시며 시작 자세로 돌아와 5~10회 반복 후 반대쪽 방향을 실시한다.

> **Tip** 가슴 근육의 스트레칭과 중부 흉추 가동성 개선에 효과적이다.

▌사이드 플랭크 티 스파인 로테이션 (Side Plank T-Spine Rotation)

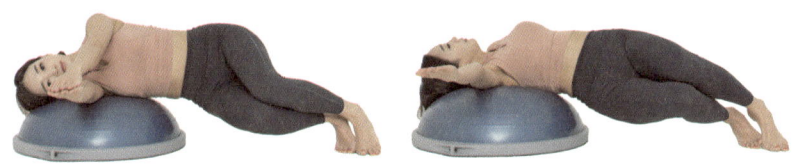

1. 보수 위에 옆으로 누워 무릎을 구부린 상태로 골반을 들어 올리고 가슴 앞에 손을 뻗고 시작 자세를 취한다.
2. 호흡을 내쉬며 골반을 들어올린 상태로 유지하고 팔을 벌리면서 반대쪽 방향으로 몸통과 팔을 회전 시킨다.
3. 호흡을 들이마시며 시작 자세로 돌아와 5~10회 반복 후 반대쪽 방향을 실시한다.

> **Tip** 코어의 안정성과 가슴 근육의 스트레칭과 흉추 가동성 개선에 효과적이다.

▌암 크로스 뽀르 드 브라 (Arm Cross Port A Bras)

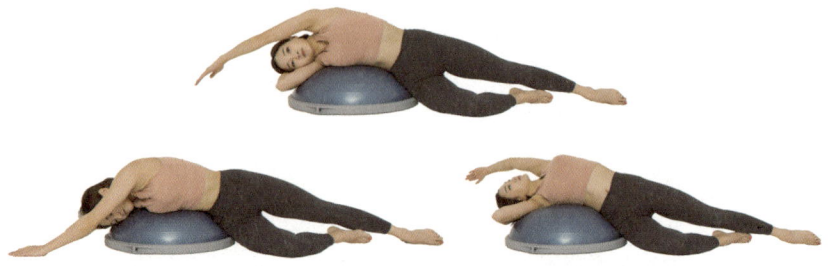

1. 보수 위에 옆으로 누워 아래쪽 무릎과 팔꿈치는 구부리고 위쪽 팔과 다리는 뻗어 시작 자세를 취한다.
2. 호흡을 내쉬며 위쪽 손을 사선 앞으로 뻗으며 팔로 큰 원을 그리며 동시에 상체를 신전 시킨다.
3. 호흡을 들이마시며 시작 자세로 돌아와 5~10회 반복 후 반대쪽 방향을 실시한다.

Tip 팔로 원을 그리며 전거근부터 복사근, 광배근까지 늘려 주며 견갑골의 움직이며 실시한다.

▌사이드 암 리프트 (Side Arm Lift)

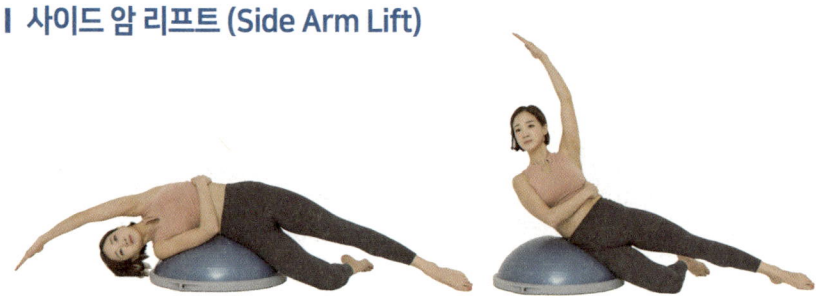

1. 보수 위에 옆으로 누워 아래쪽 무릎과 팔꿈치는 구부리고 위쪽 팔과 다리는 뻗어 시작 자세를 취한다.
2. 호흡을 내쉬며 아래쪽 손으로 반대쪽 흉곽을 감싸고 위쪽 팔을 들며 상체를 들어 올린다.
3. 호흡을 들이마시며 시작 자세로 돌아와 5~10회 반복 후 반대쪽 방향을 실시한다.

Tip 상체가 앞/뒤로 기울이지 않도록 중립을 유지하며 실시 해야 한다.

사이드 암 리프트 2 (Side Arm Lift 2)

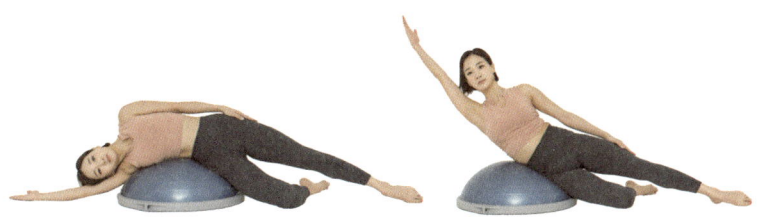

1. 보수 위에 옆으로 누워 아래쪽 무릎을 구부리고 위쪽 다리는 뻗고 위/아래쪽 손은 길게 뻗어 시작 자세를 취한다.
2. 호흡을 내쉬며 위쪽 손은 골반 옆에 놓고 아래쪽 팔을 들어올리며 동시에 상체를 들어올린다.
3. 호흡을 들이마시며 시작 자세로 돌아와 5~10회 반복 후 반대쪽 방향을 실시한다.

Tip 골반의 움직임을 최소화하여 중립을 유리하며 실시 해야한다.

레터럴 밸런스 (Lateral Balance)

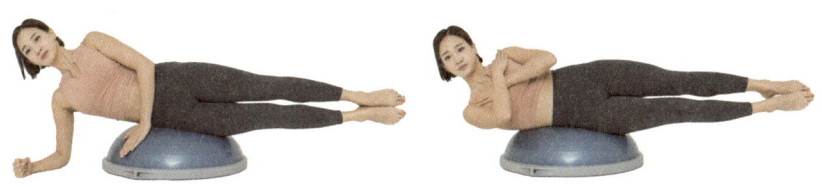

1. 보수 위에 옆으로 누워 한쪽 팔꿈치를 바닥에 놓고 두 다리를 모아 들어올리고 시작 자세를 취한다.
2. 호흡을 내쉬며 바닥과 보수 위에 있던 손을 교차시켜 어깨를 잡고 균형을 유지하며 들어 올린다.
3. 호흡을 들이마시며 시작 자세로 돌아와 5~10회 반복 후 반대쪽 방향을 실시한다.

Tip 발끝 부터 척추의 정렬을 일자로 유지하며 진행한다.

▎암 리치 레터럴 리프트 (Arm Reach Lateral Lift)

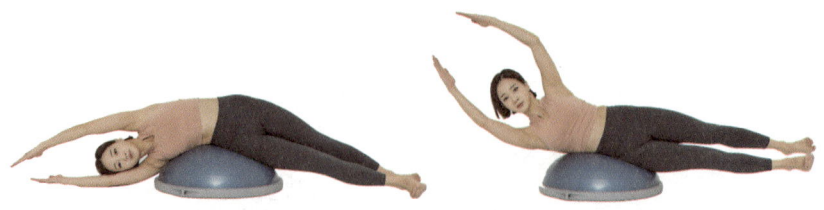

1. 보수 위에 옆으로 누워 양쪽 팔을 들어 올려 뻗고 두 다리를 교차시켜 벌리고 시작 자세를 취한다.
2. 호흡을 내쉬며 옆구리를 수축하며 양손과 두 다리를 모으면서 동시에 바닥에서 들어 올린다.
3. 호흡을 들이마시며 시작 자세로 돌아와 5~10회 반복 후 반대쪽 방향을 실시한다.

> **Tip** 발끝 부터 척추의 정렬을 일자로 유지하며 진행한다.

▎크로스 레터럴 리프트 (Arm Reach Lateral Lift)

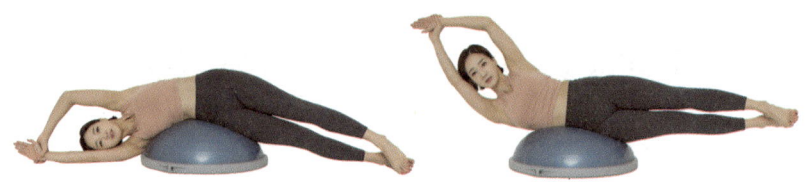

1. 보수 위에 옆으로 누워 한쪽 손목을 잡고 발목을 교차시켜 시작 자세를 취한다.
2. 호흡을 내쉬며 옆구리를 수축하며 양손과 두 다리를 동시에 바닥에서 들어 올린다.
3. 호흡을 들이마시며 시작 자세로 돌아와 5~10회 반복 후 반대쪽 방향을 실시한다.

> **Tip** 팔과 다리를 모으며 길게 뻗으며 앞/뒤 균형을 유지하며 진행한다.

I 사이드 플랭크 업&다운 (Side Plank Up&Down)

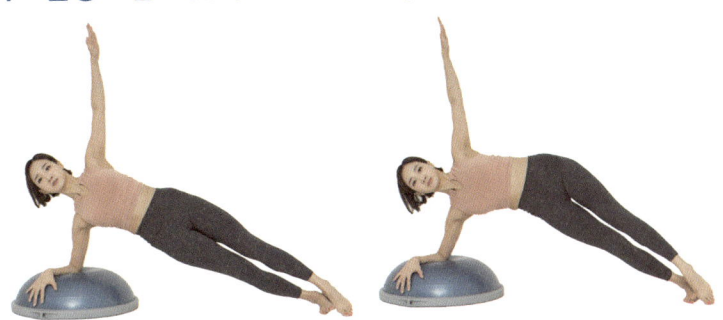

1. 보수 위에 아래쪽 팔꿈치를 구부리고 위쪽 팔을 뻗어 사이드 플랭크 자세로 시작 자세를 취한다.
2. 호흡을 내쉬며 아래팔로 보수를 밀어내면서 복부를 수축시키는 동시에 골반을 위쪽으로 들어 올린다.
3. 호흡을 들이마시며 시작 자세로 돌아와 5~10회 반복 후 반대쪽 방향을 실시한다.

Tip 척추의 정렬과 내전근의 수축을 유지하며 실시한다.

I 사이드 암 로테이션 (Side Arm Rotation)

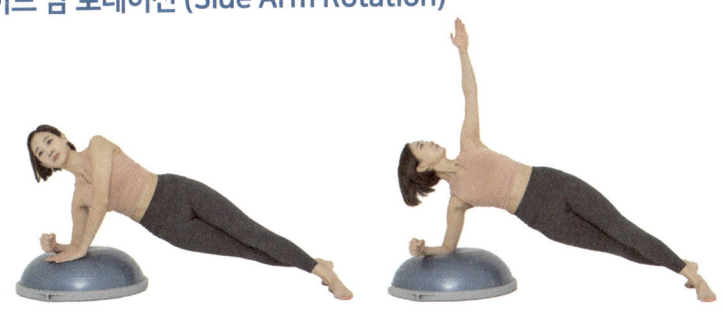

1. 보수 위에 아래쪽 팔꿈치를 구부리고 위쪽 팔은 보수 위에 가볍게 올린 상태에서 다리는 교차하여 사이드 플랭크 자세로 시작 자세를 취한다.
2. 호흡을 내쉬며 위쪽 팔을 벌리며 흉추를 회전시켜 보수에서 들어 올리고 몸이 T 자가 될 수 있도록 한다.
3. 호흡을 들이마시며 시작 자세로 돌아와 5~10회 반복 후 반대쪽 방향을 실시한다.

Tip 머리부터 발끝까지 일직선이 될 수 있도록 실시한다.

▎사이드 플랭크 암 리치 (Side Plank Arm Reach)

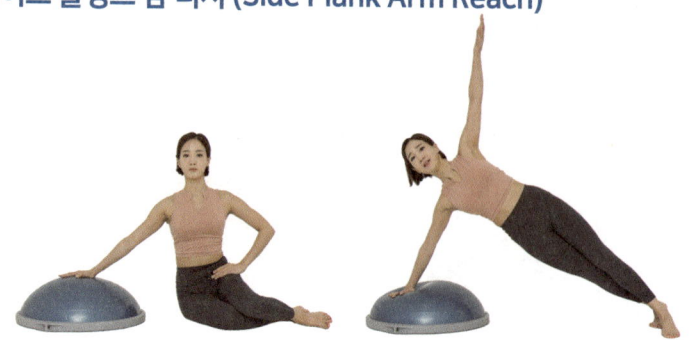

1. 한 손은 보수 위에 올려놓고 반대 손은 골반을 잡고 두 무릎을 접고 발목을 크로스 하여 시작 자세를 취한다.
2. 호흡을 내쉬며 보수를 눌러 버티는 힘으로 무릎을 피면서 동시에 골반에 있던 손을 길게 머리 위로 뻗어준다.
3. 호흡을 들이마시며 무릎을 접으며 시작 자세로 돌아와 5~10회 반복해서 실시한다.

> **Tip** 견갑을 안정화 시켜주고 측면 근육의 유연성 향상과 파워하우스를 강화 한다.

▎사이드 플랭크 위드 로테이션 (Side Plank with Rotation)

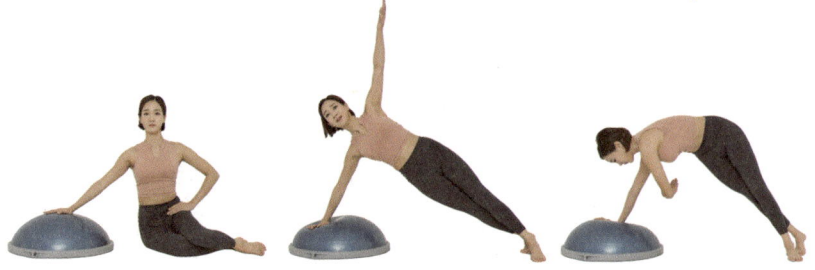

1. 한 손을 보수 위에 올려놓고 반대 손은 골반을 잡고 두 무릎을 접고 발목을 크로스 하여 시작 자세를 취한다.
2. 호흡을 내쉬며 보수를 눌러 버티는 힘으로 무릎을 피면서 동시에 골반에 있던 손을 길게 머리 위로 뻗어준다.
3. 호흡을 들이마시고 내쉬며 들어 올렸던 팔을 아래쪽 겨드랑이로 내리면서 몸통을 회전시킨다.
4. 호흡을 들이마시며 무릎을 접으며 시작 자세로 돌아와 5~10회 반복해서 실시한다.

> **Tip** 골반과 척추의 정렬을 유지하며 좌우 균일하게 회전 시킬 수 있도록 주의하면서 실시한다.

┃ 트윈클 스타 (Twinkle Star)

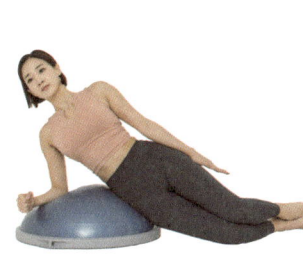
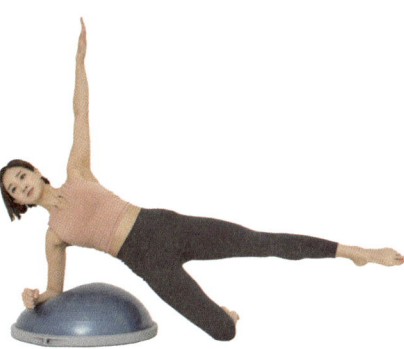

1. 보수 위에 옆으로 아래쪽 팔꿈치와 골반을 기대어 앉고 위쪽 팔은 골반 옆에 놓고 시작 자세를 취한다.
2. 호흡을 내쉬며 골반을 보수에서 들어 올리는 동시에 위쪽 팔과 다리를 길게 뻗어준다.
3. 호흡을 들이마시며 시작 자세로 돌아와 5~10회 반복 후 반대쪽 방향을 실시한다.

> **Tip** 보수를 전완으로 밀어 내면서 골반의 정렬을 유지하며 별 모양이 될 수 있게 실시한다.

┃ 트윙클 스타 레그 프론트 & 백 (Twinkle Star Leg Front & Back)

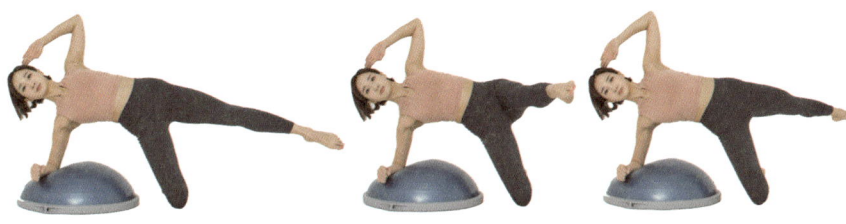

1. 보수 위에 옆으로 팔꿈치를 대고 반대쪽 손은 이마에 놓고 위쪽 다리를 들어 올리고 시작 자세를 취한다.
2. 호흡을 내쉬며 파워하우스를 유지하면서 들고 있던 다리를 발목을 당기면서 고관절을 굴곡시킨다.
3. 호흡을 들이마시며 발등을 펴면서 시작 자세로 돌아와 내쉬며 뒤쪽으로 다리를 신전 시킨다.
4. 호흡을 들이마시며 시작 자세로 돌아와 5~10회 반복 후 반대쪽 방향을 실시한다.

> **Tip** 척추의 정렬과 골반의 높이를 유지한 상태에서 앞/뒤로 스윙하면서 실시한다.

사이드킥 (Side Kick)

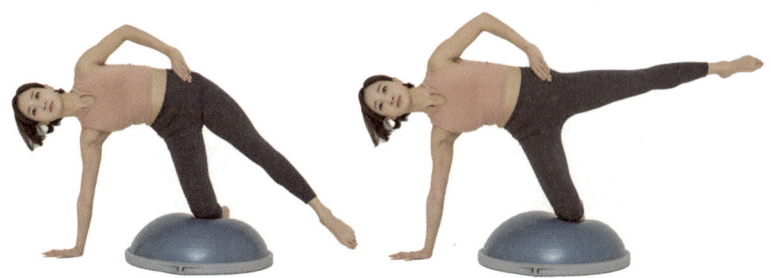

1. 한 손으로 바닥을 짚고 반대 손은 골반 위에 놓아준 뒤, 보수 위에 무릎을 구부려 한 다리를 올려주고 반대쪽 다리는 길게 뻗어 매트 위에 두고 시작 자세를 취한다.
2. 호흡을 내쉬며 파워하우스를 유지하면서 매트 위에 있던 다리를 길게 뻗어 들어 올린다.
3. 호흡을 들이마시며 시작 자세로 돌아와 5~10회 반복 후 반대쪽 다리를 실시한다.

Tip 파워하우스를 강화하고 측면 근육의 강화를 목적으로 한다.

레그 프론트 & 백 (Leg Front & Back)

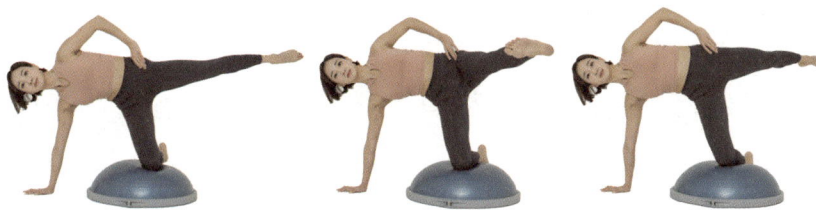

1. 보수 위에 무릎을 구부려 한 다리를 올려주고 반대쪽 다리는 길게 뻗어 들어 올리고 시작 자세를 취한다.
2. 호흡을 내쉬며 파워하우스를 유지하면서 들고 있던 다리의 발목을 당기면서 고관절을 굴곡시킨다.
3. 호흡을 들이마시며 발등을 펴면서 시작 자세로 돌아와 내쉬며 뒤쪽으로 다리를 신전 시킨다.
4. 호흡을 들이마시며 시작 자세로 돌아와 5~10회 반복 후 반대쪽 방향을 실시한다.

Tip 골반의 높이를 유지한 상태에서 앞/뒤로 스윙하면서 실시한다.

▎버드 독 위드 힐 터치 (Bird Dog with Heel Touch)

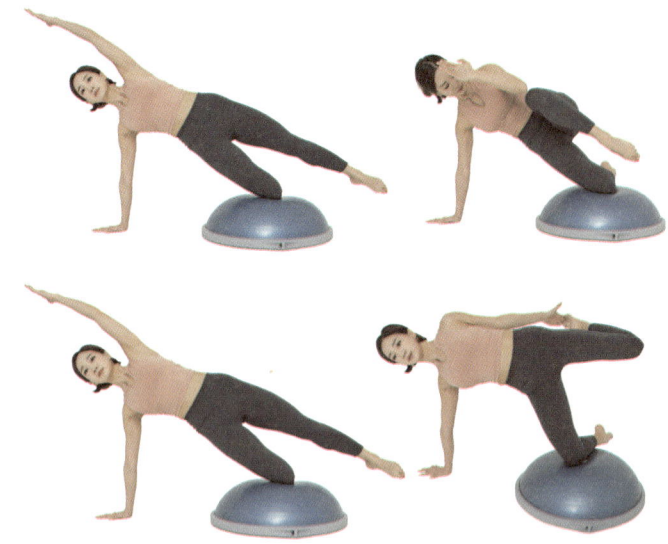

1. 보수 위에 한쪽 무릎을 구부리고 같은쪽 손을 바닥에 짚고 반대쪽 손과 다리는 뻗는다.
2. 호흡을 내쉬며 팔과 다리의 관절을 접어 무릎과 팔꿈치를 터치 후 다시 뻗는다.
3. 호흡을 들이마시며 들고 있는 다리를 뒤로 접어 손으로 뒤꿈치를 터치 한다.
4. 호흡을 내쉬며 시작 자세로 돌아와 5~10회 반복 후 자세를 바꿔 반대쪽 방향을 실시한다.

Tip 척추와 골반의 정렬이 깨지지 않도록 주의하며 반동없이 실시한다.

보수 필라테스

BOSU MASTER와 함께하는
보수 필라테스
교과서 BOSU PILATES

Prone

▎프론 브레싱 (Prone Breathing)

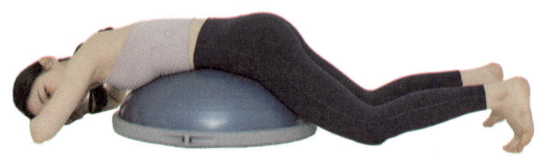

1. 보수 위에 엎드려 배를 대고 양손을 이마 앞에 놓고 시작 자세를 취한다.
2. 호흡을 내쉬며 배꼽이 척추에 닿는 느낌으로 당기면서 외복사근을 수축하여 흉곽을 닫는다.
3. 호흡을 들이마시며 복부로 보수를 밀어내며 시작 자세로 돌아와 5~10회 반복해서 실시한다.

> **Tip** 척추의 바른 정렬 상태를 인지 후에 실시한다.

▎스완 프랩 (Swan Prep)

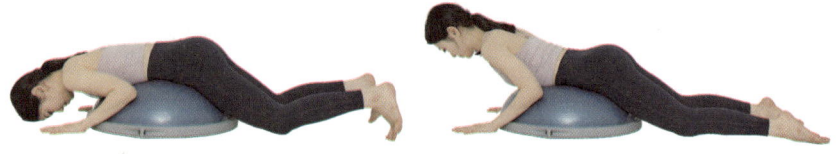

1. 보수 위에 엎드려 배를 대고 양손을 보수 앞쪽 가슴 옆에 놓고 시작 자세를 취한다.
2. 호흡을 내쉬며 경추부터 골반까지 척추가 일직선이 될 수 있도록 상체를 신전 한다.
3. 호흡을 들이마시며 상체를 숙이며 시작 자세로 돌아와 5~10회 반복해서 실시한다.

> **Tip** 요추에 신전이 일어나지 않도록 심부 코어의 수축을 유지하며 실시한다.

하프 스완 (Half Swan)

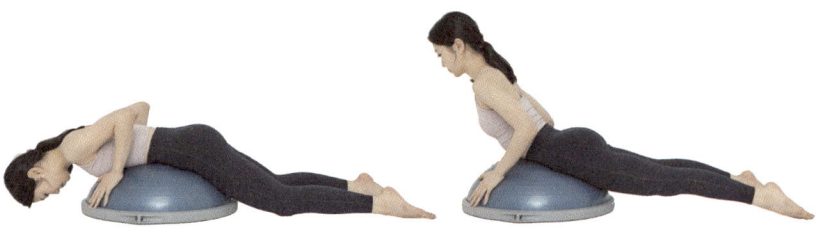

1. 보수 위에 엎드려 배를 대고 양손은 보수 앞쪽 위에 올려놓고 시작 자세를 취한다.
2. 호흡을 내쉬며 무릎을 바닥에서 떼면서 발끝부터 척추가 일직선이 되도록 상체를 신전 한다.
3. 호흡을 들이마시며 상체를 숙이며 시작 자세로 돌아와 5~10회 반복해서 실시한다.

> **Tip** 복부를 스트레칭 하며 발 끝부터 척추까지 길게 늘리면서 실시한다.

백 익스텐션 (Back Extension)

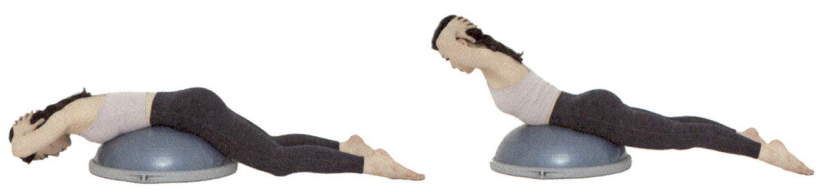

1. 보수 위에 엎드린 상태에서 손을 머리 뒤에 놓고 시작 자세를 취한다.
2. 호흡을 내쉬며 상체와 동시에 양쪽 팔꿈치를 벌리면서 들어 올린다.
3. 호흡을 들이마시며 시작 자세로 돌아와 5~10회 반복해서 실시한다.

> **Tip** 허리 부상과 반동에 주의하며 실시한다.

스파인 익스텐션 로테이션 (Spine Extension Rotation)

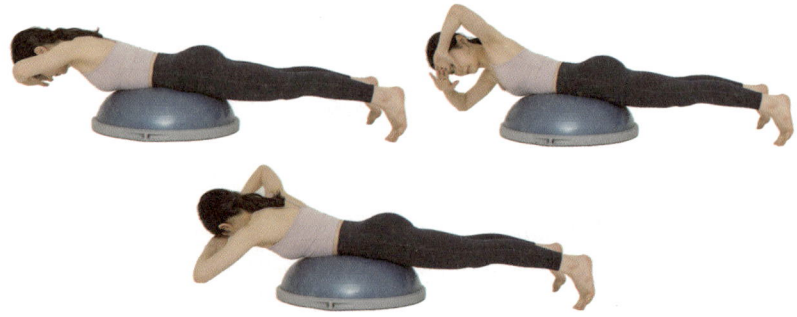

1. 보수 위에 엎드린 상태에서 손을 이마 앞에 놓고 상체를 들고 다리는 길게 뻗어 시작 자세를 취한다.
2. 호흡을 내쉬며 팔꿈치를 벌린 상태를 유지하며 상체를 한쪽 방향으로 회전 시킨다.
3. 호흡을 들이마시며 시작 자세로 돌아와 반대쪽 방향으로 실시하고 번갈아가면서 반복한다.

Tip 외측 굴곡이나 전방 굴곡 또는 신전 없이 중립위치에서 회전해야 한다.

백 익스텐션 암 리치 (Back Extension Arm Reach)

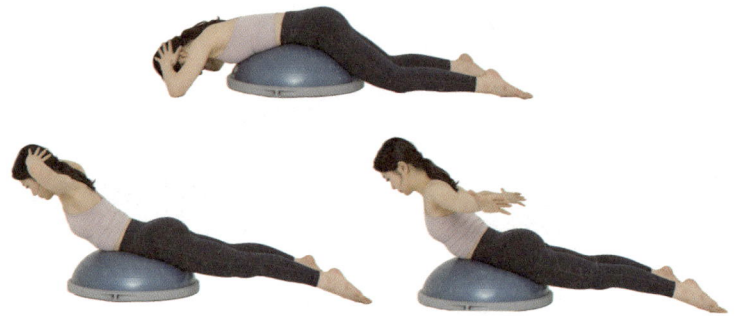

1. 보수 위에 엎드린 상태에서 손을 머리 뒤에 놓고 무릎은 구부리고 시작 자세를 취한다.
2. 호흡을 내쉬며 상체와 동시에 양쪽 팔꿈치를 벌리면서 들어 올리고 양손을 옆으로 벌린다.
3. 호흡을 들이마시며 역순으로 시작 자세로 돌아와 5~10회 반복해서 실시한다.

Tip 팔을 뻗을 때 다리부터 머리까지 일직선을 유지하면서 반동없이 실시 해야한다.

익스텐션 암 로테이션 (Extension Arm Rotaion)

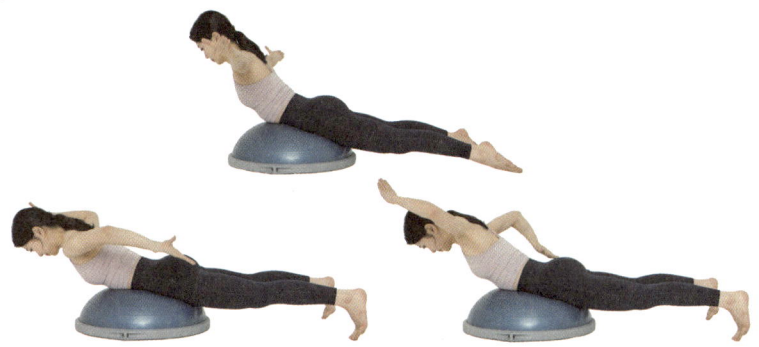

1. 보수 위에 엎드린 상태에서 상체를 들어 올리고 양손을 옆으로 뻗어 시작 자세를 취한다.
2. 호흡을 내쉬며 한쪽 손은 상방 회전 시키고, 아래쪽 손은 하방 회전 시켜 양손을 마주보게 한다.
3. 호흡을 들이마시며 시작 자세로 돌아와 반대쪽 방향을 실시하고 번갈아 가면서 5~10회 실시한다.

Tip 팔을 최대한 길게 뻗으며 큰 원을 그리며 어깨 통증이 없는 범위 내로 실시 해야 한다.

스완 코브라 (Swan Cobra)

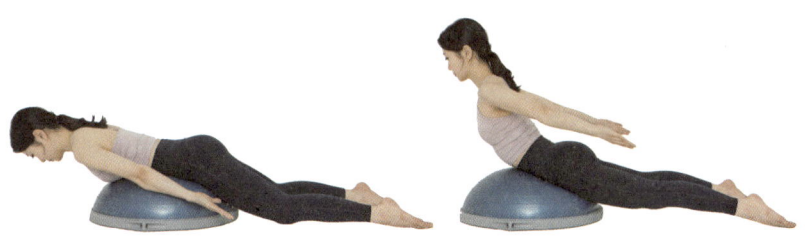

1. 보수 위에 엎드린 상태에서 상체를 들어 올리고 양손을 골반 옆으로 뻗어 시작 자세를 취한다.
2. 내쉬는 호흡에 파워하우스를 유지하면서 견관절을 외회전 하고 다리를 펴내 척추를 신전 하며 올라온다.
3. 호흡을 들이마시며 시작 자세로 돌아와 5~10회 반복해서 실시한다.

Tip 척추신전근을 인지하고 견갑을 안정화 하며 파워하우스를 강화하는데 효과적이다.

티 레이스 (T Raise)

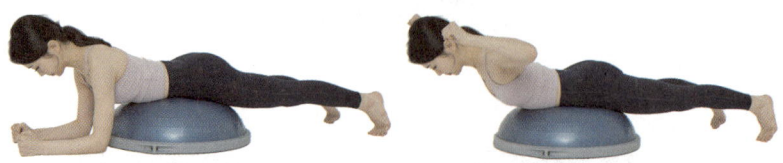

1. 보수 위에 엎드린 상태에서 팔꿈치를 구부려서 상체를 들어주고 다리를 길게 뻗어 시작 자세를 취한다.
2. 내쉬는 호흡에 팔꿈치를 구부린 상태에서 벌리면서 들어 올림과 동시에 척추를 신전 하여 올라온다.
3. 호흡을 들이마시며 시작 자세로 돌아와 5~10회 반복해서 실시한다.

> Tip 중부 승모근 강화에 도움이 되며 팔꿈치를 몸 쪽으로 붙이고 실시하면 능형근 강화에도 효과적이다.

오버헤드 프레스 (Overhead Press)

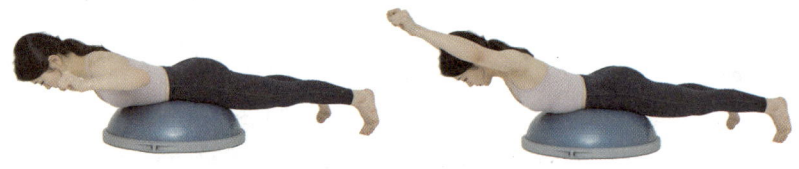

1. 보수 위에 엎드린 상태에서 상체를 들어 올리고 팔꿈치를 구부려서 양손을 들고 시작 자세를 취한다.
2. 호흡을 내쉬며 척추의 정렬을 유지한 상태에서 구부리고 있던 팔꿈치를 머리 위로 뻗는다.
3. 호흡을 들이마시며 시작 자세로 돌아와 5~10회 반복해서 실시한다.

> Tip 어깨 근육의 강화와 광배근 강화에 효과적이다.

익스텐션 암 서클 (Extension Arm Circle)

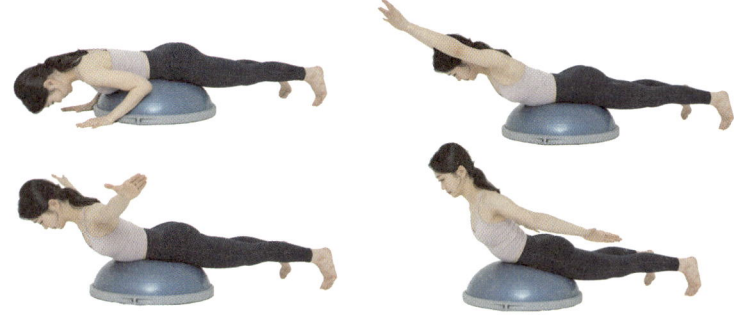

1. 보수 위에 엎드려 배를 대고 양손을 보수 앞쪽 가슴 옆에 놓고 시작 자세를 취한다.
2. 호흡을 내쉬며 양손을 앞으로 뻗으며 동시에 상체를 들어 올린다.
3. 호흡을 들이마시며 양손을 엉덩이 쪽으로 큰 원을 그리며 고개를 신전 시킨다.
4. 호흡을 내쉬며 역순으로 시작 자세로 돌아와 5~10회 반복해서 실시한다.

Tip 양손으로 큰 원을 그리며 수영의 평영을 하듯이 실시한다.

힙 익스텐션 (Hip Extension)

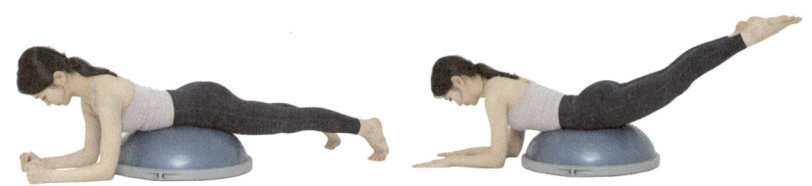

1. 보수 위에 골반을 대고 엎드려서 팔꿈치를 구부려 바닥에 놓고 두 다리를 길게 뻗어 시작 자세를 취한다.
2. 호흡을 내쉬며 전완으로 바닥을 밀어내며 둔근에 힘을 주어 두 다리를 위로 들어 올린다.
3. 호흡을 내쉬며 시작 자세로 돌아와 5~10회 반복해서 실시한다.

Tip 두 다리를 모아 내전근을 수축하며 허리 반동 없이 둔근의 힘으로 들어 올리며 실시한다.

▎하프 스완 드라이브 (Half Swan Dive)

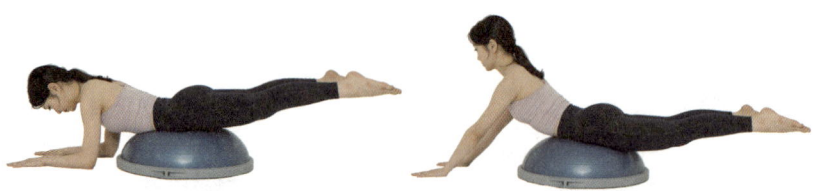

1. 보수 위에 골반을 대고 엎드려서 양손 팔꿈치를 구부려 바닥에 놓고 두 다리를 들고 시작 자세를 취한다.
2. 호흡을 내쉬며 양손으로 바닥을 누르는 동시에 팔꿈치를 피면서 상체를 들어 올린다.
3. 호흡을 들이마시며 팔꿈치를 구부리며 시작 자세로 돌아와 5~10회 반복해서 실시한다.

> **Tip** 다리를 어깨 넓이로 벌리고 둔근에 힘을 주며 들어 올린 상태에서 실시한다.

▎스완 다이브 (Swan Dive)

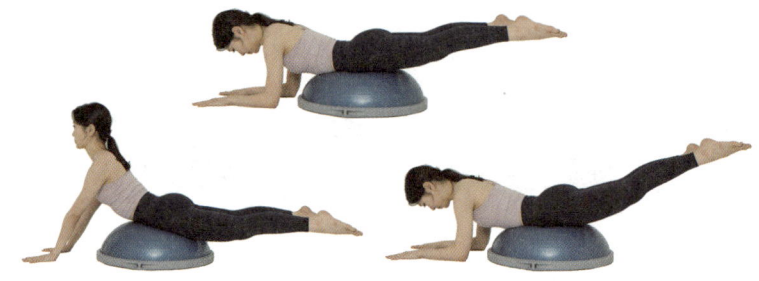

1. 보수 위에 골반을 대고 엎드려서 팔꿈치를 구부려 바닥에 놓고 두 다리를 들고 시작 자세를 취한다.
2. 호흡을 내쉬며 양손으로 바닥을 누르는 동시에 팔꿈치를 피면서 상체를 들어 올린다.
3. 호흡을 들이마시며 팔꿈치를 구부리며 시작 자세로 돌아와 두 다리를 위로 들어 올린다.
4. 호흡을 내쉬며 시작 자세로 돌아와 5~10회 반복해서 실시한다.

> **Tip** 시소처럼 상체와 하체를 번갈아 가면서 들어 올리며 실시한다.

플라이오 메트릭 푸시업 (Plyometric Push Up)

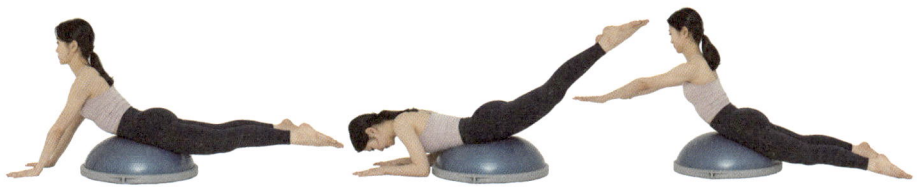

1. 보수 위에 골반을 대고 엎드려 양손으로 바닥을 눌러 상체를 신전하고 두 다리를 들어 시작 자세를 취한다.
2. 호흡을 내쉬며 팔꿈치를 구부리며 상체를 숙이고 동시에 두 다리를 위로 들어 올린다.
3. 호흡을 들이마시고 내쉬며 다리를 내리고 양손으로 바닥을 밀어내서 공중으로 띄운다.
4. 호흡을 들이마시며 시작 자세로 돌아와 5~10회 반복해서 실시한다.

Tip 바닥을 밀어내며 상체를 신전 시키며 착지 할 때 충격을 흡수하게 신속하게 팔을 굽힌다.

스파인 로테이션(Spine Rotation)

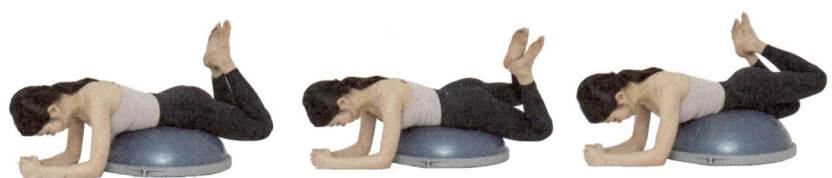

1. 팔꿈치를 바닥에 놓고 보수 위에 엎드려 무릎을 구부린 상태에서 시작 자세를 취한다.
2. 호흡을 내쉬며 발을 붙이고 상체는 고정한 상태에서 골반을 한쪽 방향으로 다리를 회전 시킨다.
3. 호흡을 들이마시며 시작 자세로 돌아와 반대쪽 방향을 번갈아가면서 5~10회 반복해서 실시한다.

Tip 척추의 하부의 가동성과 복횡근과 복사근 강화에 효과적인 동작이다.

▎프로그 힙 리프트 (Frog Hip Lift)

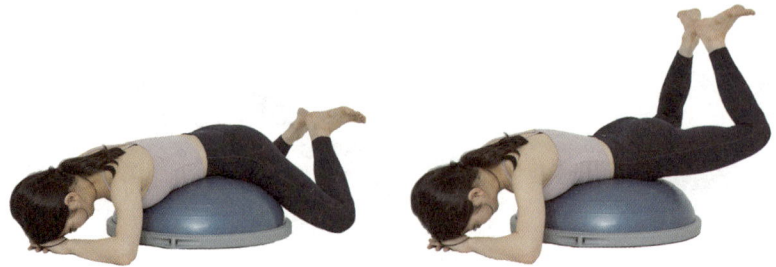

1. 보수 위에 엎드려 손등 위에 이마를 두고 두 무릎을 벌린상태에서 접고 발을 모아 시작 자세를 취한다.
2. 호흡을 내쉬며 무릎을 벌린 상태에서 둔근을 수축시키며 두발을 위로 들어 올린다.
3. 호흡을 들이마시며 시작 자세로 돌아와 5~10회 반복해서 실시한다.

Tip 고관절을 안정화 하고 둔근과 파워하우스를 강화한다.

▎원 레그 익스텐션 (Own Leg Extension)

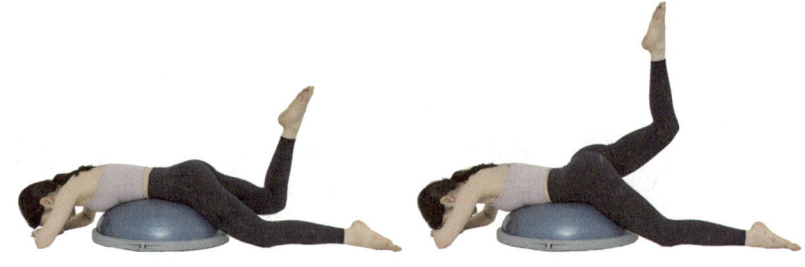

1. 보수 위에 엎드려 한쪽 무릎을 접어 외전시켜고, 반대쪽 다리는 바닥에 내려 놓고 시작 자세를 취한다.
2. 호흡을 내쉬며 파워하우스를 유지하며 무릎을 구부린 다리를 위로 들어 올린다.
3. 호흡을 들이마시며 시작 자세로 돌아와 5~10회 반복해서 실시한다.

Tip 고관절을 안정화 하고 내전근과 둔근 파워하우스를 강화한다.

프론 오픈&클로스 (Prone Open&Close)

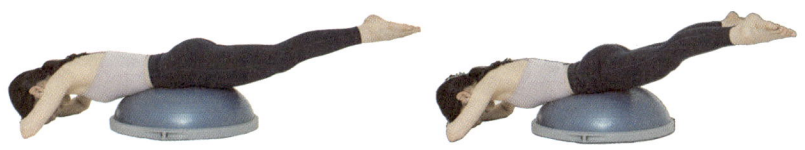

1. 보수 위에 엎드려 다리를 길게 뻗어 바닥에서 들어 올리고 발끝을 필라테스 스탠스로 시작 자세를 취한다.
2. 호흡을 내쉬며 파워하우스를 유지하면서 들고 있는 다리를 좌/우 옆으로 벌려준다.
3. 호흡을 들이마시며 시작 자세로 돌아와 5~10회 반복해서 실시한다.

Tip 고관절을 안정화 하고 내전근과 중둔근 및 TFL과 파워하우스를 강화한다.

더블 레그 킥 (Double Leg Kick)

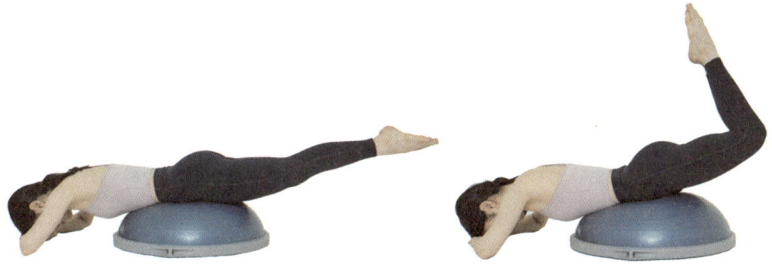

1. 보수 위에 엎드려 다리를 길게 뻗어 바닥에서 들어 올리고 발끝을 필라테스 스탠스로 시작 자세를 취한다.
2. 호흡을 내쉬며 파워하우스를 유지하며 무릎을 접고 고관절을 신전 시켜준다.
3. 호흡을 들이마시며 시작 자세로 돌아와 5~10회 반복해서 실시한다.

Tip 허리의 압박이 심하거나 목과 어깨의 긴장에 주의하며 실시한다.

▎원 레그 킥 (One Leg Kick)

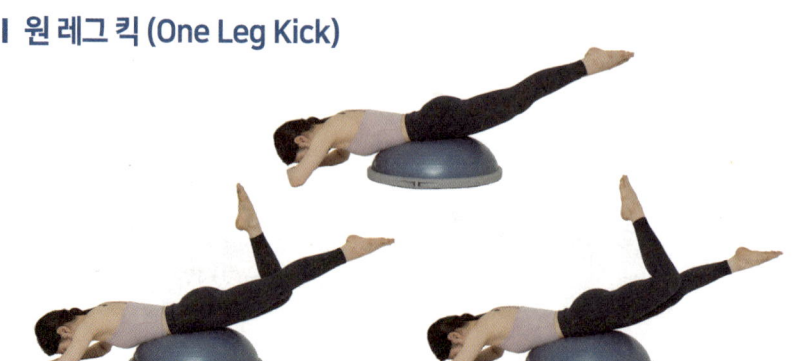

1. 보수 위에 엎드려 다리를 길게 뻗어 바닥에서 들어 올리고 발끝을 필라테스 스탠스로 시작 자세를 취한다.
2. 호흡을 내쉬며 파워하우스를 유지하며 한쪽 다리의 무릎을 접고 고관절을 신전 시켜준다.
3. 호흡을 들이마시며 시작 자세로 돌아와 다리를 번갈아 가면서 실시한다.

Tip 수영을 하듯이 한쪽 다리는 들고 유지한 상태에서 번갈아 가면서 실시한다.

▎프론 비트 (Prone Beat)

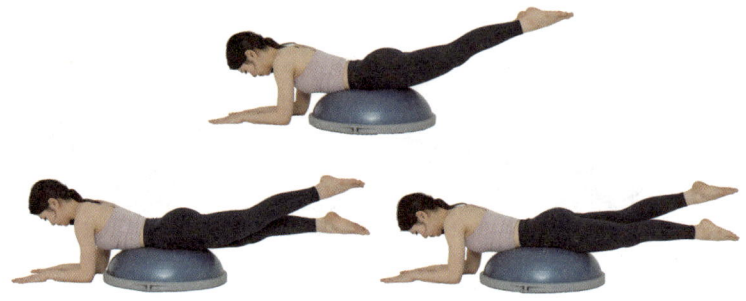

1. 보수 위에 엎드려 팔꿈치를 바닥에 놓고 다리를 바닥에서 들어 올려 시작 자세를 취한다.
2. 호흡을 내쉬며 파워하우스를 유지하며 다리를 지그재그로 교차 시켜준다.
3. 호흡을 들이마시며 시작 자세로 돌아와 5~10회 반복해서 실시한다.

Tip 골반과 코어를 안정화 시키고 내전근을 수축시키며 실시한다.

레그 오픈&클로스 리프트 (Leg Open&Close Lift)

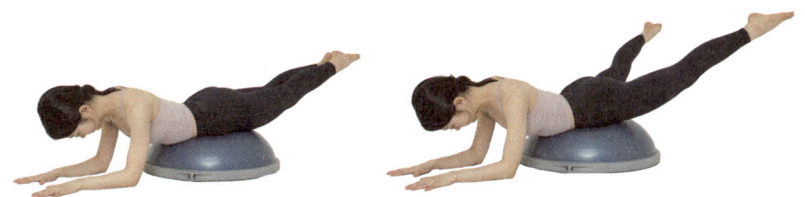

1. 보수 위에 엎드려 팔꿈치를 바닥에 놓고 다리를 길게 뻗어 바닥에서 들어 올려 시작 자세를 취한다.
2. 호흡을 내쉬며 파워하우스를 유지하면서 들고 있는 다리를 좌/우 옆으로 벌려준다.
3. 호흡을 들이마시며 시작 자세로 돌아와 5~10회 반복해서 실시한다.

Tip 내전근과 대둔근, 중둔근, TFL 및 파워하우스를 강화한다.

프로그 더블 레그 킥 (Prog Double Leg Kick)

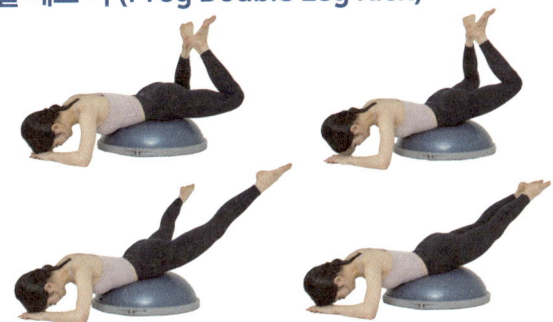

1. 보수 위에 엎드려 발을 붙이고 무릎은 구부린 상태에서 양쪽으로 벌리고 시작 자세를 취한다.
2. 호흡을 내쉬며 무릎을 벌린 상태에서 둔근을 수축시키며 두발을 위로 들어 올린다.
3. 호흡을 마시고 내쉬며 구부리고 있던 무릎을 좌우로 피고, 들어 올리면서 두 다리를 모아준다.
4. 호흡을 들이마시며 시작 자세로 돌아와 5~10회 반복해서 실시한다.

Tip 목과 어깨의 긴장에 주의하고 허리의 과도한 꺾임이 없이 실시한다.

l 턱 익스텐드 (Tcuk Extend)

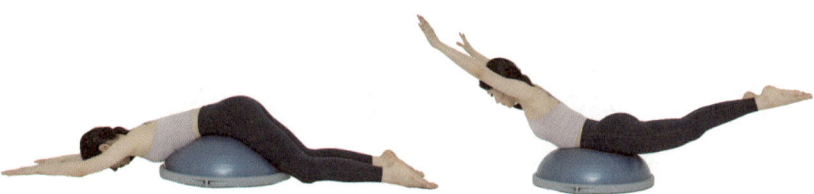

1. 보수 위에 엎드려 팔꿈치와 무릎을 접고 바닥에 놓고 시작 자세를 취한다.
2. 호흡을 내쉬며 팔꿈치와 무릎을 동시에 피면서 위로 들어 올린다.
3. 호흡을 들이마시며 시작 자세로 돌아와 5~10회 반복해서 실시한다.

> **Tip** 손을 최대한 앞으로 길게 뻗으며 들어 올리고 허리 부상에 주의하며 실시 한다.

l 수퍼맨 (Superman)

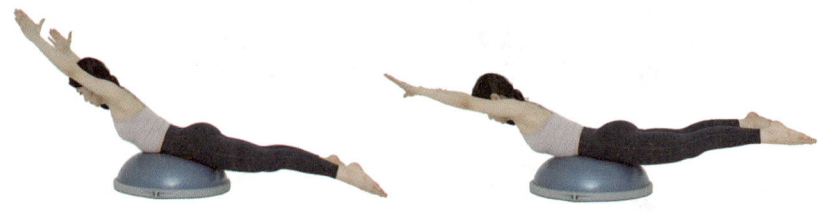

1. 상체와 양팔을 들어 올리고 두 다리를 벌리고 보수 위에 엎드려 시작 자세를 취한다.
2. 호흡을 내쉬며 상체를 유지한 상태에서 두 다리를 벌리며 위로 들어 올린다.
3. 호흡을 들이마시며 시작 자세로 돌아와 5~10회 반복해서 실시한다.

> **Tip** 상체와 하체를 들어 올려 일직선이 될 수 있도록 실시한다.

프론 힐 터치 (Prone Heel Touch)

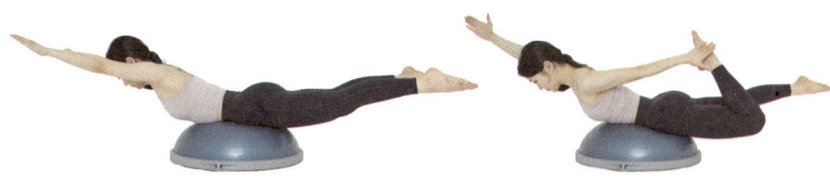

1. 보수 위에 엎드려 양팔과 상체를 들고 두 다리도 길게 뻗어 들어 올려서 시작 자세를 취한다.
2. 호흡을 내쉬며 한쪽 다리를 접으면서 동시에 같은 쪽 팔을 뒤로 움직여 뒤꿈치를 터치 한다.
3. 호흡을 들이마시며 시작 자세로 돌아와 반대쪽 방향을 실시하고 번갈아 가면서 반복한다.

Tip 골반의 균형을 유지하며 좌우 균일 하게 실시 한다.

스위밍 프랩 (Swimming Prep)

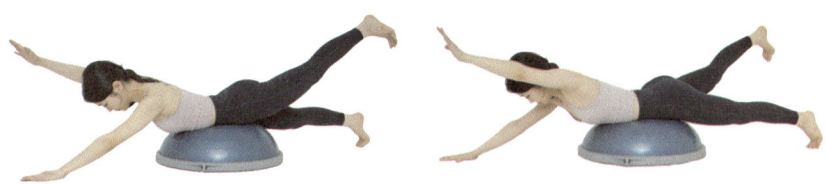

1. 보수 위에 엎드려 바닥에 두 다리와 양팔을 뻗은 상태에서 시작 자세를 취한다.
2. 호흡을 내쉬며 수영을 하듯이 팔과 다리를 한 쪽씩 들어올리며 5~10회 교차한다.
3. 호흡을 들이마시며 시작 자세로 돌아와 반복해서 실시한다.

Tip 운동을 하는 동안 허리와 목에 부상에 주의하며 실시한다.

▎수위밍 (Swimming)

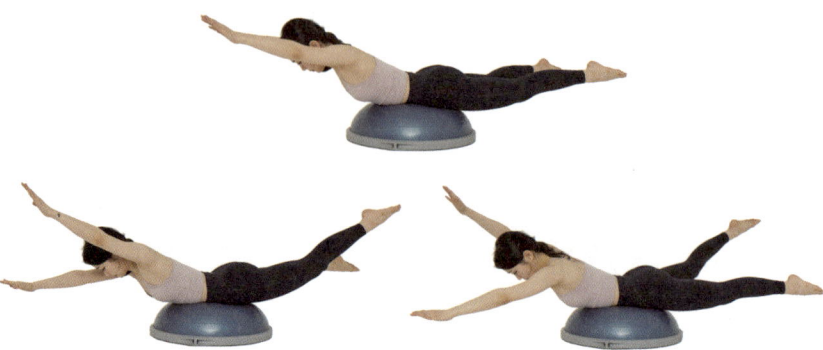

1. 보수 위에 엎드려 양팔과 상체를 들고 두 다리도 길게 뻗어 들어 올려서 시작 자세를 취한다.
2. 호흡을 내쉬며 수영을 하듯이 양팔과 다리를 들어 올린상태에서 3~5회 서로 교차한다.
3. 호흡을 들이마시며 시작 자세로 돌아와 반복해서 실시한다.

Tip 운동을 하는 동안 골반의 균형을 유지하며 실시한다.

▎수퍼맨 시소 (Superman Seesaw)

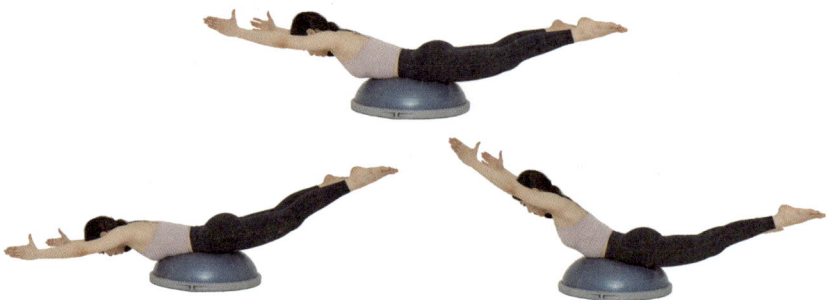

1. 보수 위에 엎드려 양팔과 상체를 들고 두 다리도 길게 뻗어 들어 올려서 시작 자세를 취한다.
2. 호흡을 내쉬며 상체를 앞으로 숙이고 동시에 두 다리를 위로 들어 올린다.
3. 호흡을 들이마시며 시작 자세로 돌아와 상체를 더 들어 올리고 번갈아가면서 반복한다.

Tip 코어의 안정성과 균형을 유지하며 앞뒤로 천천히 시소처럼 움직이며 실시한다.

┃ 플랭크 (Plank)

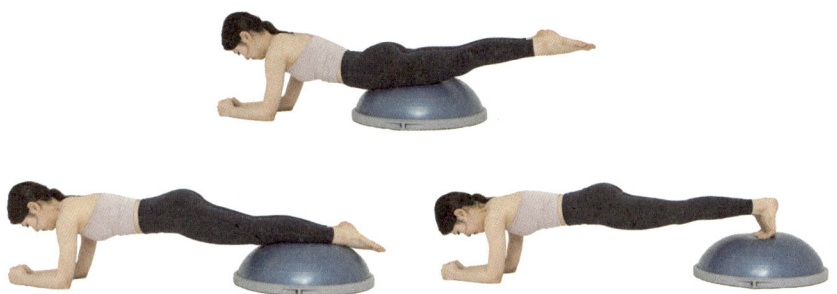

1. 팔꿈치를 구부리고 바닥에 놓고 보수 위에 엎드려 시작 자세를 취한다.
2. 호흡을 하면서 복부를 수축시키며 임프린트하면서 30초~1분간 동작을 유지한다.
3. 동작이 익숙해지면 보수의 위치를 몸에서 점점 멀리 이동시켜 난이도를 증가시킨다.

Tip 운동 수행 능력에 맞추어 보수의 위치를 조정해서 실시한다.

┃ 플랭크 스플릿 (Plank Splits)

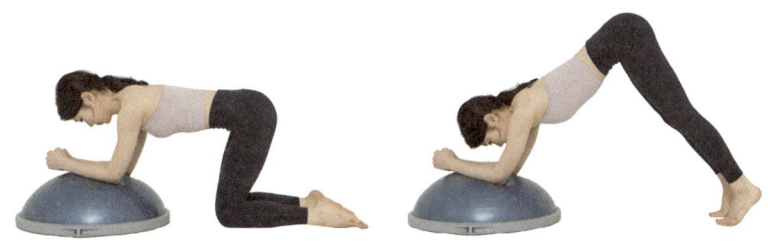

1. 보수 위에 팔꿈치를 올려놓고 무릎을 구부려 바닥에 놓고 시작 자세를 취한다.
2. 호흡을 내쉬며 복부를 수축시키는 동시에 엉덩이를 들어 올리면서 무릎을 편다.
3. 호흡을 들이마시며 시작 자세로 돌아와 5~10회 반복 실시한다.

Tip 엉덩이를 들어 올릴 때 팔꿈치로 보수를 밀어 내고 고개를 숙여 신전시키며 실시한다.

보수 필라테스

BOSU MASTER와 함께하는
보수 필라테스
교과서 BOSU PILATES

2 Point

❙ 닐링 밸런스 (Kneeling Balance)

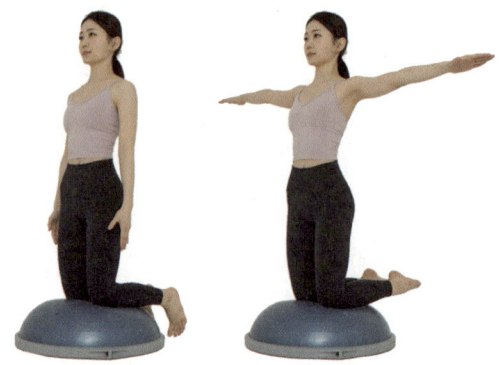

1. 보수 위에 무릎을 구부려서 발끝을 바닥에 놓고 엉덩이를 세워 시작 자세를 취한다.
2. 두 발을 들어 올리면서, 양손을 옆으로 뻗어주고 호흡을 자연스럽게 하며 30초~1분간 균형을 유지한다.

Tip 무릎 부터 머리까지 일직선이 될 수 있도록 유지하며 실시한다.

❙ 유니레터럴 닐링 밸런스 (Unilateral Kneeling Balance)

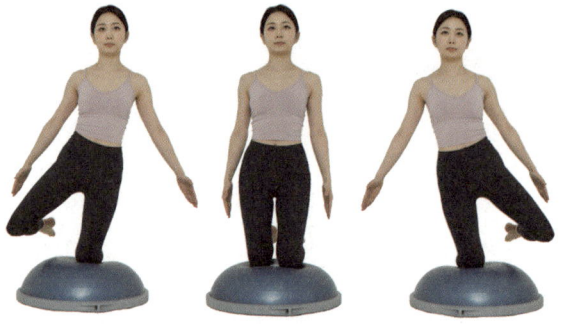

1. 보수 위에 무릎을 구부리고 발끝과 엉덩이를 세우고 앉아 시작 자세를 취한다.
2. 한쪽 무릎을 구부린 상태로 옆으로 들어 올리고 호흡을 하면서 30초~1분간 균형을 유지한다.
3. 호흡을 들이마시며 시작 자세로 돌아와 반대쪽 방향을 실시한다.

Tip 양손을 벌리면서 몸의 균형을 잡으며 실시한다.

힌지 (Hinge)

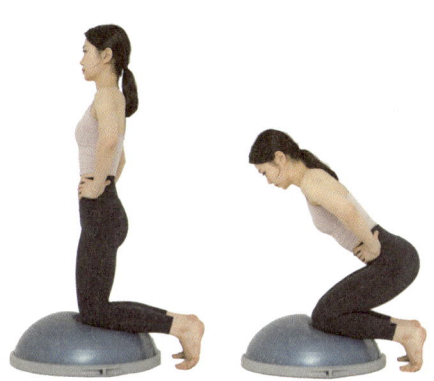

1. 보수 위에 무릎을 구부리고 발끝을 바닥에 놓고 엉덩이를 세우고 앉아 시작 자세를 취한다.
2. 호흡을 내쉬며 엉덩이를 뒤로 빼면서 골반을 접어 상체를 숙이며 내려간다.
3. 호흡을 들이마시며 시작 자세로 돌아와 5~10회 반복 실시한다.

Tip 엉덩이를 최대한 뒤로 빼면서 척추의 정렬을 유지하며 실시한다.

리치 & 힌지 (Reach & Hinge)

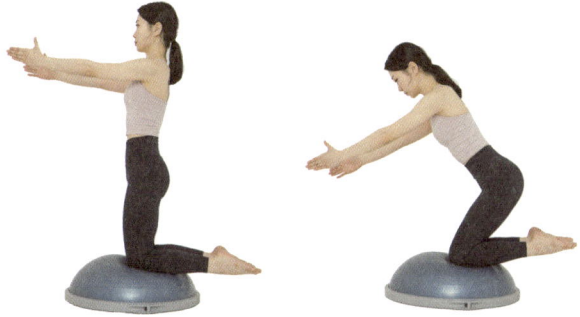

1. 보수 위에 무릎을 구부리고 발끝을 띄워 엉덩이를 세워 앉고, 양손은 앞으로 길게 뻗어 시작 자세를 취한다.
2. 호흡을 내쉬며 양손을 내밀며 엉덩이를 뒤로 빼서 골반을 접어 상체를 숙이며 내려간다.
3. 호흡을 들이마시며 시작 자세로 돌아와 5~10회 반복 실시한다.

Tip 팔은 최대한 앞으로 뻗고 엉덩이는 뒤로 빼서 Z 모양이 될 수 있도록 실시한다.

닐링 데드리프트 (Kneeling Dead Lift)

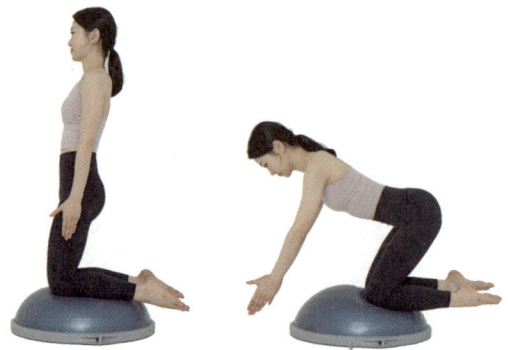

1. 보수 위에 발끝을 띄어 무릎을 구부리고 양손과 엉덩이를 세우고 앉아 시작 자세를 취한다.
2. 호흡을 내쉬며 엉덩이를 뒤로 빼면서 골반을 접어 상체를 숙이고 손끝으로 바닥을 터치한다.
3. 호흡을 들이마시며 시작 자세로 돌아와 5~10회 반복 실시한다.

> **Tip** 척추의 정렬을 유지한 상태에서 손끝은 최대한 멀리 터치하며 실시한다.

닐링 스카플라 리트렉션 (Kneeling Scapular Retraction)

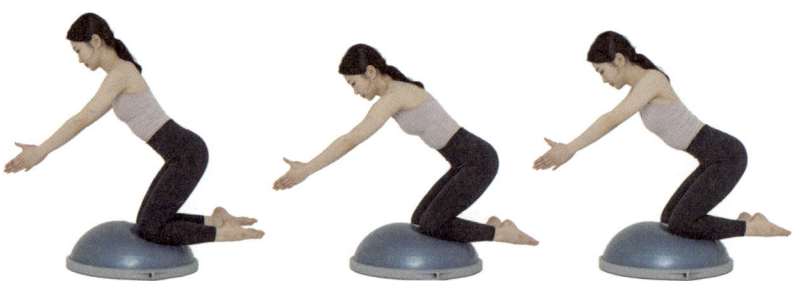

1. 보수 위에 무릎을 구부리고 상체를 숙이고 양손을 길게 뻗어 시작 자세를 취한다.
2. 호흡을 내쉬며 척추의 정렬을 유지한 상태에서 양팔의 견갑골을 앞으로 보냈다가 뒤로 잡아당긴다.
3. 호흡을 들이마시며 양손을 내밀면서 시작 자세로 돌아와 5~10회 반복 실시한다.

> **Tip** 척추의 정렬을 유지한 상태에서 최대한 견갑골의 움직임을 인지하며 실시한다.

싯백 (Sit Back)

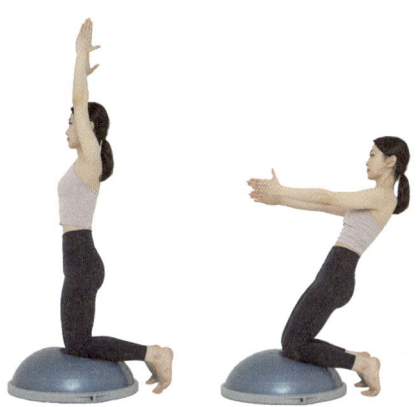

1. 보수 위에 무릎을 구부리고 엉덩이를 세우고 앉고, 손을 머리 위로 뻗어 시작 자세를 취한다.
2. 호흡을 내쉬며 양손을 가슴 앞으로 내리며 골반을 피면서 상체를 뒤로 기울인다.
3. 호흡을 들이마시며 양손을 머리 위로 들어올리며 시작 자세로 돌아와 5~10회 반복 실시한다.

> **Tip** 움직임 동안 척추의 정렬 상태가 유지되어 일직선이 될 수 있도록 실시한다.

닐링 헌드레드 (Kneeling Hundred)

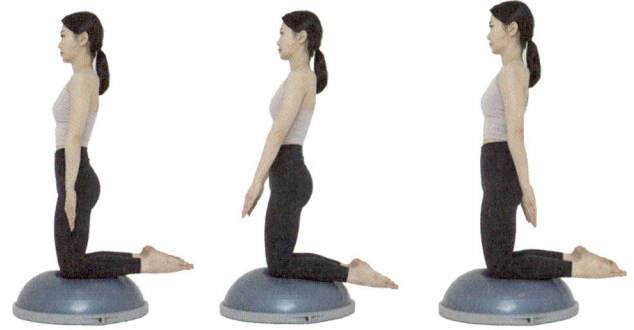

1. 보수 위에 발끝을 띠어 무릎을 구부리고 양손은 골반 옆에 길게 뻗어 엉덩이를 세우고 앉아 시작 자세를 취한다.
2. 호흡을 내쉬며 팔을 앞뒤로 5회 움직이고, 들이마시며 5회 움직임을 실시한다.
3. 호흡을 들이마시며 시작 자세로 돌아와 5~10회 반복 실시한다.

> **Tip** 척추의 정렬을 유지한 상태에서 견갑골의 안정화 한 상태에서 100회를 목표로 실시한다.

오버헤드 헌드레드 (Over Head Hundred)

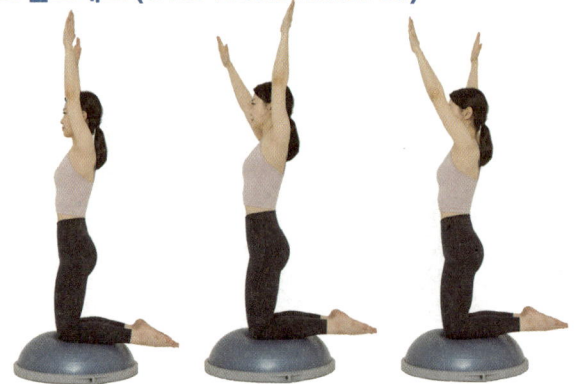

1. 보수 위에 무릎을 구부리고 엉덩이를 세우고 앉아 양손을 머리 위로 들고 시작 자세를 취한다.
2. 호흡을 내쉬며 팔을 앞뒤로 5회 교차하며 움직이고, 들이마시며 5회 움직임을 실시한다.
3. 호흡을 들이마시며 시작 자세로 돌아와 5~10회 반복 실시한다.

> **Tip** 척추의 정렬을 유지한 상태에서 팔을 앞뒤로 점차 크게 교차시키며 100회를 목표로 실시한다.

닐링 트렁크 로테이션 (Kneeling Trunk Roatation)

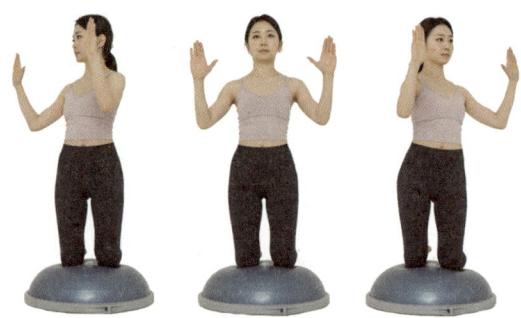

1. 보수 위에 무릎을 구부리고 엉덩이를 세우고 앉아 양손은 가슴 옆에 팔꿈치를 접어서 든 상태로 시작 자세를 취한다.
2. 호흡을 내쉬며 양손과 상체를 한쪽 방향으로 시선과 함께 회전 시킨다.
3. 호흡을 들이마시며 시작 자세로 돌아와 반대쪽 방향으로 회전하고 번갈아가며 반복한다.

> **Tip** 척추의 정렬을 유지한 상태에서 좌/우 균일한 가동 범위로 회전 시키며 실시한다.

닐링 암 로테이션 풀 (Kneeling Arm Rotation Pull)

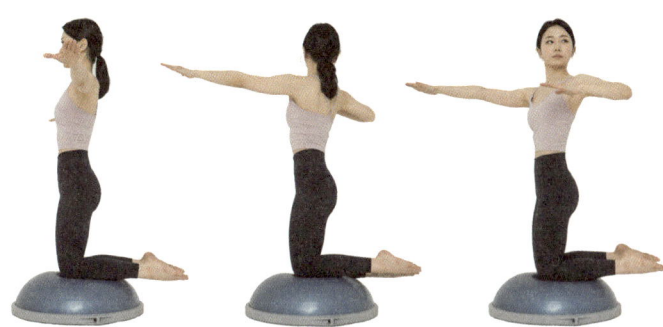

1. 보수 위에 무릎을 구부리고 엉덩이를 세우고 팔은 옆으로 길게 뻗어 시작 자세를 취한다.
2. 호흡을 내쉬며 상체를 한쪽 방향으로 회전 시킨 후 회전한 방향에 팔꿈치를 접어 끌어 당긴다.
3. 호흡을 들이마시며 시작 자세로 돌아와 반대쪽 방향을 실시하고 번갈아 가며 반복한다.

Tip 동작이 익숙해지면 가동범위를 늘리기 위해 끝 범위에서 구간 반복을 하면 더 효과적이다.

힌지 로테이션 (Hinge Rotation)

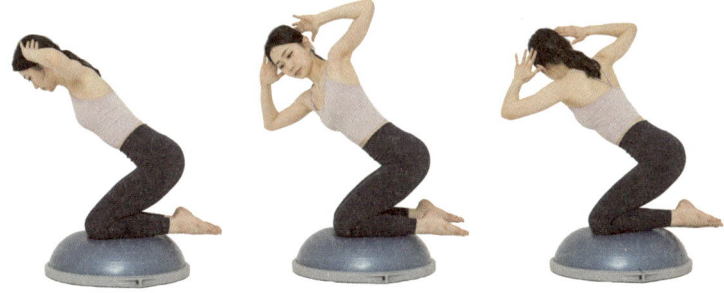

1. 보수 위에 무릎을 구부리고 앉아 양손을 머리 뒤에 잡고 상체를 숙이고 시작 자세를 취한다.
2. 호흡을 내쉬며 팔꿈치를 벌리면서 한쪽 방향으로 시선과 함께 상체를 회전시킨다.
3. 호흡을 들이마시며 시작 자세로 돌아와 반대쪽 방향을 실시하고 번갈아가며 반복한다.

Tip 힙힌지를 유지한 상태에서 골반의 균형을 잃지 않도록 실시한다.

닐링 사이드 밴드 (Kneeling Side Bend)

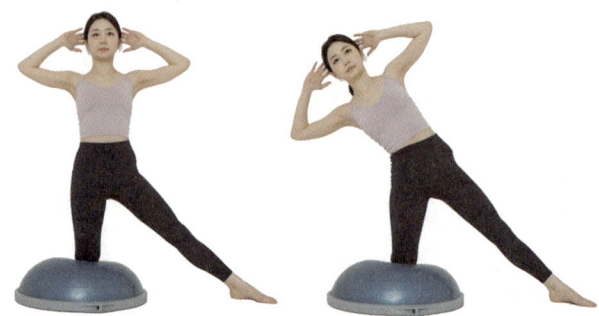

1. 손은 머리 뒤에 놓고 한쪽 무릎을 구부려서 보수 위에 올리고 반대쪽 다리는 길게 뻗어 시작 자세를 취한다.
2. 호흡을 내쉬며 구부리고 있던 무릎 방향으로 옆구리를 수축시키며 상체를 옆으로 기울인다.
3. 호흡을 들이마시며 시작 자세로 돌아와 5~10회 반복 후 반대쪽 방향을 실시한다.

> **Tip** 복부의 수축을 유지한 상태에서 측면으로 기울일 때 머리부터 발끝까지 일직선이 되도록 실시한다.

4 Point

▎프로트렉션 (Protraction)

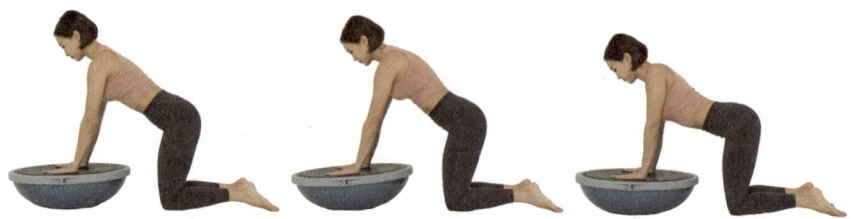

1. 무릎을 구부리고 보수를 뒤집어 양손을 올려놓고 푸시업 자세로 시작 자세를 취한다.
2. 호흡을 내쉬며 양손을 아래로 누르며 전거근을 수축해 견갑골을 전인하며 상부 흉추를 밀어낸다.
3. 호흡을 들이마시며 팔꿈치는 편 상태에서 견갑골만 후인 해서 모아 주고 반복해서 실시한다.

Tip 익상 견갑 문제를 해결하는데 효과적인 동작이다.

▎크롤링 (Crawling)

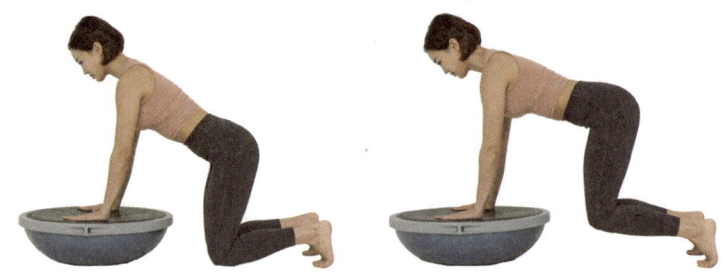

1. 무릎을 구부리고 보수를 뒤집어 양손을 올려놓고 푸시업 자세로 시작 자세를 취한다.
2. 호흡을 내쉬며 양손으로 보수를 지지하며 바닥에 위치한 무릎을 접은 상태로 들어 올린다.
3. 호흡을 들이마시며 무릎을 바닥에 내려 놓고 시작 자세로 돌아와 5~10회 반복해서 실시한다.

Tip 척추의 정렬 강화와 코어를 활성화 하는데 효과적인 동작이다.

▌크롤링 레그 리프트 (Crawling Leg lift)

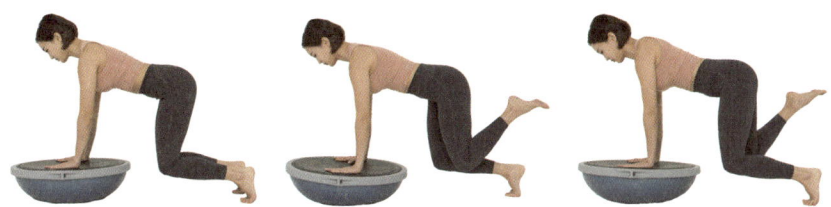

1. 보수를 뒤집어 양손을 올려놓고 무릎을 구부려 들어 올리고 푸시업 자세로 시작 자세를 취한다.
2. 호흡을 내쉬며 보수를 지지하며 한쪽 다리의 발을 접으며 들어 올린다.
3. 호흡을 들이마시며 시작 위치로 돌아가고, 호흡을 내쉬며 반대쪽 다리를 실시한다.
4. 호흡과 함께 두 다리를 번갈아 가면서 반복해서 실시한다.

Tip 동작을 하는 동안 골반의 정렬을 유지하며 반동없이 천천히 실시 해야 한다.

▌닐링 푸시업 (Kneeling Push Up)

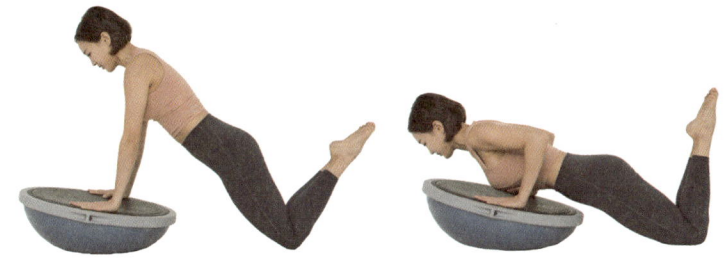

1. 보수를 뒤집어 양손을 올려놓고 무릎을 구부려 발을 들고 푸시업 자세로 시작 자세를 취한다.
2. 호흡을 내쉬며 팔꿈치를 구부리고 척추의 중립을 유지하며 몸통을 보수 쪽으로 내린다.
3. 호흡을 들이마시며 팔꿈치를 신전하여 시작 자세로 돌아와 반복해서 실시한다.

Tip 동작이 익숙해지면 무릎을 바닥에서 들어 올리고 하면 더 효과적이다.

시소 (Seesaw)

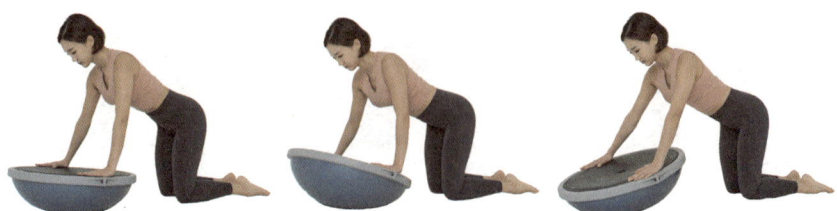

1. 무릎을 구부리고 보수를 뒤집어 양손을 올려놓고 푸시업 자세로 시작 자세를 취한다.
2. 호흡을 내쉬며 양쪽 손을 몸쪽으로 누르며 보수를 기울여 무게 중심을 이동한다.
3. 호흡을 마시며 시작 자세로 돌아와 호흡을 내쉬며 반대쪽 방향을 실시하고 번갈아 가면서 반복한다.

> **Tip** 어깨의 안정성과 전거근 강화에 효과적인 동작이며 동작이 익숙해지면 좌우로 움직이며 실시한다.

사이드 시소 (Side Seesaw)

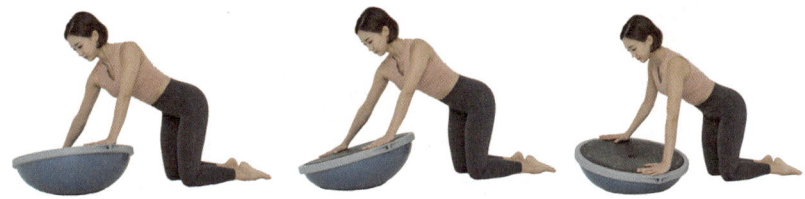

1. 무릎을 구부리고 보수를 뒤집어 양손을 올려놓고 푸시업 자세로 시작 자세를 취한다.
2. 호흡을 내쉬며 한쪽 측면 방향으로 보수를 기울이면서 무게 중심을 이동한다.
3. 호흡을 마시며 시작 자세로 돌아와 호흡을 내쉬며 반대쪽 방향을 실시하고 번갈아 가면서 반복한다.

> **Tip** 어깨와 견갑골의 안정화 및 복사근과 코어의 기능 향상에 효과적이다.

보수 필라테스

I 스카플라 무브먼트 (Scapula Movement)

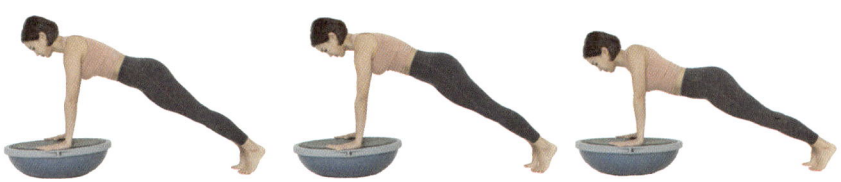

1. 보수를 뒤집어 손바닥을 어깨 넓이로 벌려 올려놓고 발끝을 세워 척추 중립 상태를 유지하고 시작 자세를 취한다.
2. 호흡을 내쉬며 파워하우스를 유지하면서 팔을 길게 뻗어 견갑 사이가 벌어지게 한다.
3. 호흡을 들이마시며 견갑을 모으며 시작 자세로 돌아와 5~10회 반복해서 실시한다.

Tip 견갑골 움직임 기능 회복을 통해 익상견갑에 효과적인 운동법이다.

I 푸시 업 (Push Up)

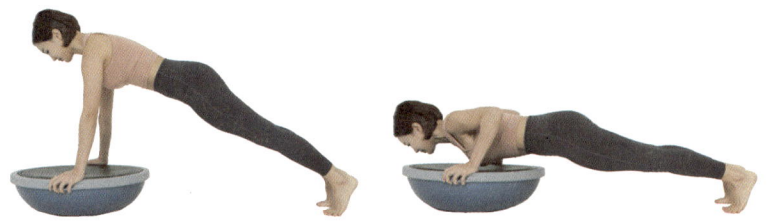

1. 보수를 뒤집어 손바닥을 어깨 넓이로 벌려 올려놓고 발끝을 세워 척추 중립 상태를 유지하고 시작 자세를 취한다.
2. 호흡을 내쉬며 파워하우스를 유지하면서 팔꿈치를 구부려 푸시업을 실시한다.
3. 호흡을 들이마시며 팔꿈치를 펴면서 시작 자세로 돌아와 5~10회 반복해서 실시한다.

Tip 상체 근력 향상 및 견갑골의 안정화 기능 향상에 효과적이다.

티터 토틀 플랭크 (Teeter Totter Plank)

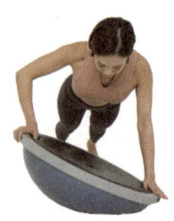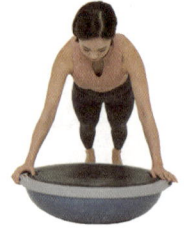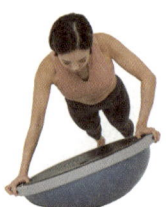

1. 보수를 뒤집어 양쪽 손잡이를 잡은 상태에서 다리를 벌리고 척추 중립 상태를 유지하여 시작 자세를 취한다.
2. 호흡을 내쉬며 한쪽 방향으로 보수를 기울이면서 팔꿈치를 구부리며 자세를 유지하며 버틴다.
3. 호흡을 들이마시며 팔꿈치를 펴면서 시작 자세로 돌아와 반대쪽 방향을 실시한다.

Tip 견갑골의 안정화 및 코어의 기능 향상에 효과적이다.

테이블 틸트 (Table Tilts)

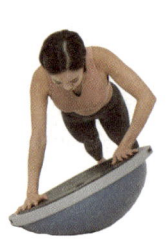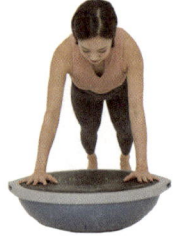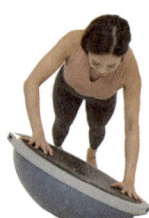

1. 보수를 뒤집어 손바닥을 어깨 넓이로 벌려 올려놓고 발끝을 세워 척추 중립 상태를 유지하고 시작 자세를 취한다.
2. 호흡을 내쉬며 보수를 한쪽으로 기울이면서 팔꿈치를 구부려 푸시업을 실시한다.
3. 호흡을 들이마시며 팔꿈치를 펴면서 시작 자세로 돌아와 반대쪽으로 기울이며 실시한다.

Tip 상체 근력 향상 및 좌우 균형감각능력 향상에 효과적이다.

플랭크 힙 플랙션 (Plank Hip Flextion)

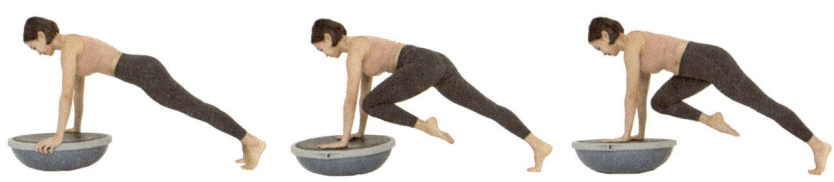

1. 보수를 뒤집어 손바닥을 어깨 넓이로 벌려 올려놓고 발끝을 세워 척추 중립 상태를 유지하고 시작 자세를 취한다.
2. 호흡을 내쉬며 골반의 균형을 유지하며 한쪽 다리의 무릎을 접어 가슴 쪽으로 끌어 당긴다.
3. 호흡을 들이마시며 무릎을 펴면서 시작 자세로 돌아와 반대쪽 다리를 실시한다.

> **Tip** 견갑을 안정화 하고 전거근과 능형근, 고관절굴곡근, 파워하우스를 강화 시켜 준다.

플랭크 힙 익스텐션 (Plank Hip Extension)

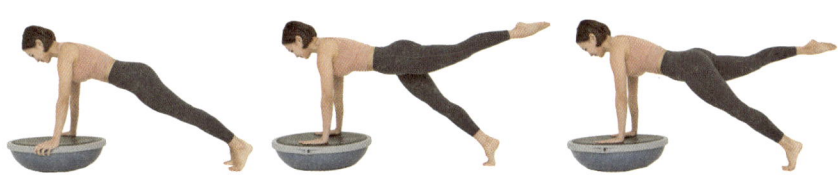

1. 보수를 뒤집어 손바닥을 어깨 넓이로 벌려 올려놓고 발끝을 세워 척추 중립 상태를 유지하고 시작 자세를 취한다.
2. 호흡을 내쉬며 골반의 균형을 유지하며 한쪽 다리의 둔근을 수축시키며 뒤로 들어 올린다.
3. 호흡을 들이마시며 다리를 내리면서 시작 자세로 돌아와 반대쪽 다리를 실시한다.

> **Tip** 견갑을 안정화 하고 둔근 및 파워하우스를 강화 시켜 준다.

l 플랭크 힙 익스텐션 푸시업 (Plank Hip Extension Push Up)

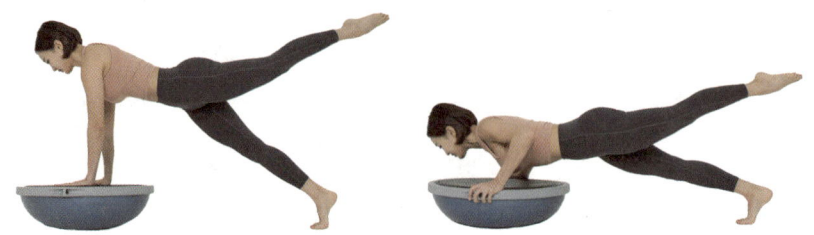

1. 보수를 뒤집어 양손으로 끝을 잡고 한쪽 다리를 들어 올린 상태에서 시작 자세를 취한다.
2. 호흡을 내쉬며 골반의 균형과 다리를 올린 상태를 유지하며 팔꿈치를 구부려 푸시업을 실시한다.
3. 호흡을 들이마시며 시작 자세로 돌아와 5~10회 반복하고 반대쪽 다리를 들고 실시한다.

> **Tip** 코어의 안정성과 둔근과 가슴 근육 강화를 시켜 준다.

l 마운틴 클라이머 (Mountain Climber)

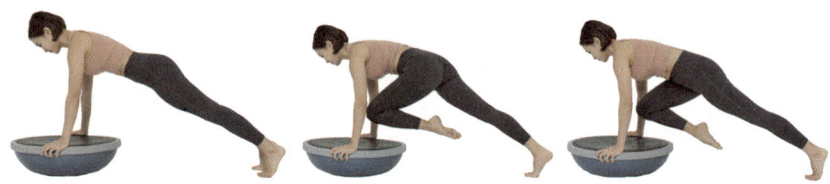

1. 보수를 뒤집어 양손으로 끝을 잡고 척추 중립 상태를 유지하고 시작 자세를 취한다.
2. 호흡을 내쉬며 골반의 균형을 유지하며 한쪽 다리의 무릎을 접어 빠르게 가슴 쪽으로 끌어 당긴다.
3. 호흡을 들이마시며 시작 자세로 돌아와 점프하면서 교차해서 반대쪽 다리를 실시한다.

> **Tip** 고관절 굴곡근 강화 및 유산소 능력 향상에 효과적인 운동이다.

트위스팅 플랭크 (Twisting Plank)

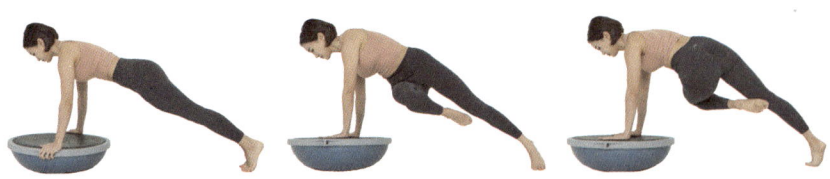

1. 보수를 뒤집어 손바닥을 어깨 넓이로 벌려 올려놓고 발끝을 세워 척추 중립 상태를 유지하고 시작 자세를 취한다.
2. 호흡을 내쉬며 골반의 균형을 유지하며 한쪽 다리의 무릎을 접어 대각선 안쪽으로 끌어 당긴다.
3. 호흡을 들이마시며 시작 자세로 돌아와 다리를 바꾸어 반대쪽 다리를 실시한다.

Tip 고관절 굴곡근과 내전근 강화 및 복사근과 코어를 활성화 하는데 효과적인 운동이다.

플랭크 점핑 잭 (Plank Jumping Jack)

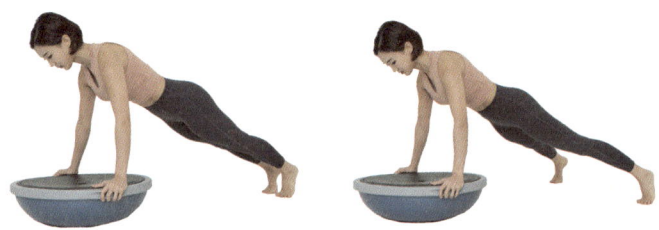

1. 보수를 뒤집어 양손으로 끝을 잡고 척추 중립 상태를 유지하고 푸시업 자세로 시작 자세를 취한다.
2. 내쉬는 호흡에 척추의 정렬을 유지하며 점프하면서 양 발을 좌/우로 넓게 벌린다.
3. 호흡을 들이마시며 다시 점프하면서 시작 자세로 돌아와 5~10회 반복 한다.

Tip 견갑골의 안정화와 순발력 발달에 효과적인 동작이다.

▎버피 (Burpee)

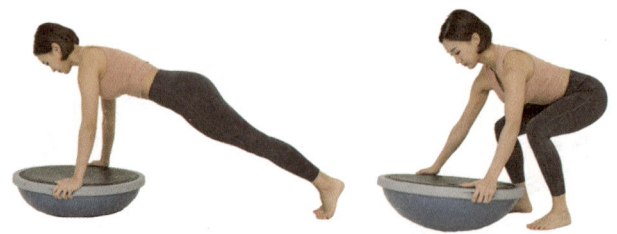

1. 보수를 뒤집어 양손으로 끝을 잡고 척추 중립 상태를 유지하고 푸시업 자세로 시작 자세를 취한다.
2. 호흡을 내쉬며 복부를 수축하여 점프하면서 보수 쪽으로 두 무릎을 끌어 당겨 착지 한다.
3. 호흡을 들이마시며 다시 점프하면서 시작 자세로 돌아와 5~10회 반복 한다.

> **Tip** 복부를 강화하며 동시에 순발력을 향상 시킬 수 있는 동작이다.

▎레터럴 버피 (Lateral Burpee)

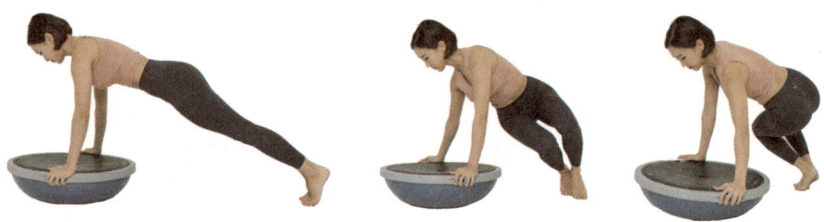

1. 보수를 뒤집어 양손으로 끝을 잡고 척추 중립 상태를 유지하고 푸시업 자세로 시작 자세를 취한다.
2. 호흡을 내쉬며 복부를 수축하여 한쪽 방향으로 점프하면서 보수 측면으로 두 무릎을 끌어 당겨 착지 한다.
3. 호흡을 들이마시며 다시 점프하면서 시작 자세로 돌아와 반대쪽 방향으로 실시하고 번갈아 가며 실시한다.

> **Tip** 복사근을 강화하며 동시에 순발력을 향상 시킬 수 있는 동작이다.

더티 독 (Dirty Dog)

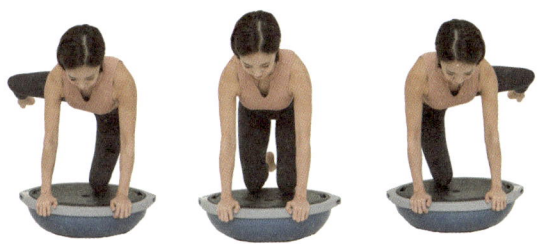

1. 보수를 뒤집어 양손으로 앞쪽 끝을 잡고 올라가 척추 중립 상태를 유지하며 무릎은 구부려서 시작 자세를 취한다.
2. 호흡을 내쉬며 골반의 균형을 유지하며 한쪽 다리의 무릎을 접은 상태로 옆으로 들어 올린다.
3. 호흡을 들이마시며 시작 자세로 돌아가 반대쪽 방향을 실시하고 번갈아 가며 반복한다.

Tip 중둔근을 강화하며 동시에 균형감각능력을 향상 시킬 수 있는 동작이다.

플랭크 니 업 위드 스트레치 (Plank Knee Up with Stretch)

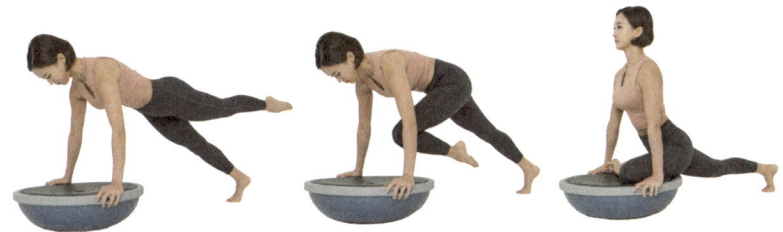

1. 보수를 뒤집어 손바닥을 어깨 넓이로 벌려 올려놓고 한쪽 다리를 들어 올린 상태에서 시작 자세를 취한다.
2. 호흡을 내쉬며 들고 있던 다리의 무릎을 접어 가슴쪽으로 끌어 당겨 보수 위에 놓고 스트레칭 시킨다.
3. 호흡을 들이마시며 시작 자세로 돌아와 5~10회 반복하고 반대쪽 다리를 들고 실시한다.

Tip 고관절 굴곡근 강화와 둔근 스트레칭에 효과적인 동작이다.

▎푸시업 위드 힙 익스텐션 (Push Up with Hip Extension)

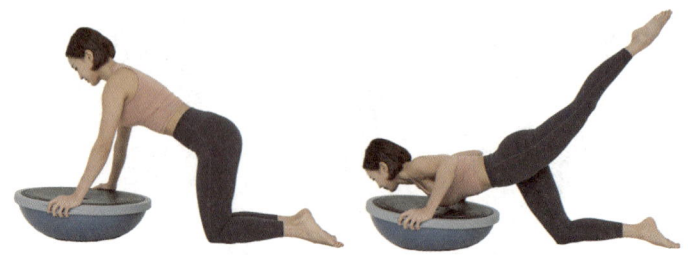

1. 무릎을 구부리고 보수를 뒤집어 양쪽 끝을 잡고 시작 자세를 취한다.
2. 호흡을 내쉬며 한쪽 다리의 무릎을 펴면서 뒤쪽으로 들어올리며 푸시업을 한다.
3. 호흡을 들이마시며 시작 자세로 돌아와 반대쪽 방향을 실시하고 번갈아 가며 반복한다.

> **Tip** 좌우 골반의 균형을 유지하며 실시한다.

▎베이스 플렛폼 푸시업 (Biased Platform Push Up)

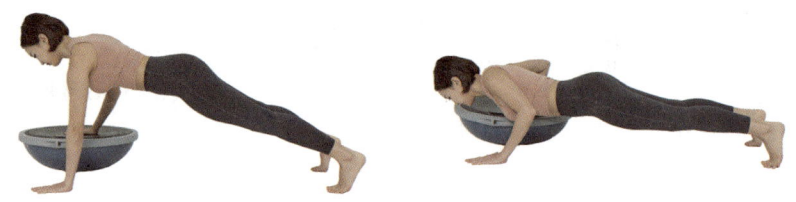

1. 보수를 뒤집어 놓고 한 손은 바닥을 짚고 한쪽 손은 보수 위에 올려 푸시업 자세로 시작 자세를 취한다.
2. 호흡을 내쉬며 골반의 균형을 유지하며 팔꿈치를 구부려 푸시업을 실시한다.
3. 호흡을 들이마시며 시작 자세로 돌아와 5~10회 반복 후 반대쪽 방향을 실시한다.

> **Tip** 어깨의 안정성 향상과 상체 근력 향상에 효과적인 운동이다.

플랭크 2(Plank 2)

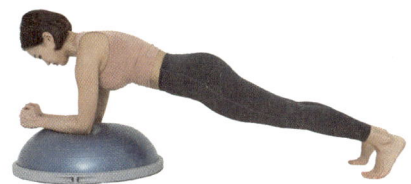

1. 보수 위에 팔꿈치를 구부린 상태로 올려놓고 두 다리를 벌리고 시작 자세를 취한다.
2. 호흡을 내쉬며 복부를 수축시켜 임프린트하고 내쉬며 자연스럽게 하면서 30초~1분간 실시한다.

> **Tip** 머리 부터 발끝까지 일직선이 될 수 있도록 유지하며 실시한다.

니 투 엘보 플랭크 (Knee to Elbow Plank)

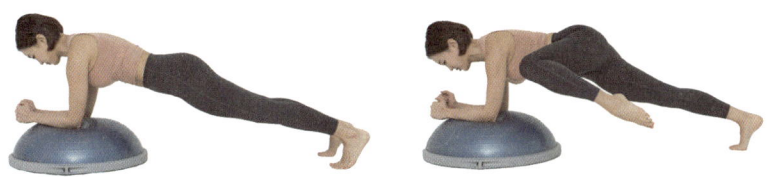

1. 보수 위에 팔꿈치를 구부린 상태로 올려놓고 두 다리를 벌리고 시작 자세를 취한다.
2. 호흡을 내쉬며 복사근을 수축시키며 한쪽 다리의 무릎을 옆으로 들어 올린다.
3. 호흡을 들이마시며 시작 자세로 돌아가 반대쪽 다리를 실시하고 번갈아 가며 반복한다.

> **Tip** 골반과 척추의 정렬을 유지한 상태에서 무릎을 옆으로 최대한 들어 올려 팔에 닿을 수 있도록 한다.

l 플랭크 푸시업 (Plank Push Up)

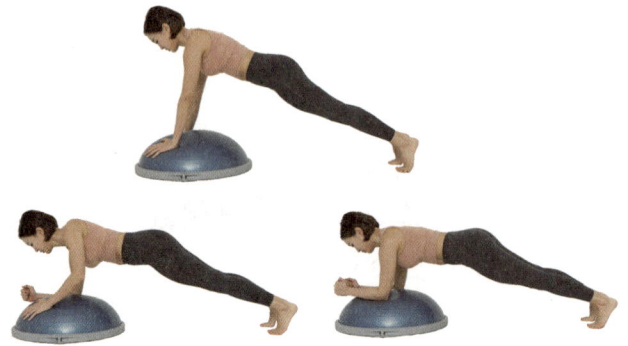

1. 보수 위에 양손을 뻗어서 올리고 푸시업 자세로 두 다리를 벌리고 시작 자세를 취한다.
2. 호흡을 내쉬며 한쪽 팔꿈치 씩 구부리면서 엘보 플랭크 자세로 바꿔 준다.
3. 호흡을 들이마시며 역순으로 자세로 돌아와 5~10회 반복 후 반대쪽 방향을 실시한다.

> **Tip** 어깨와 견갑골의 안정성 향상에 효과적인 동작이며 척추의 정렬을 유지하며 실시한다.

l 돔 푸시업 (Dome Push Up)

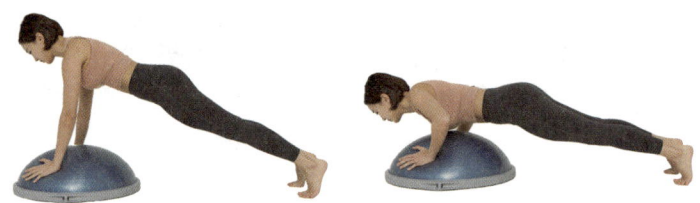

1. 보수 위에 양손을 올려놓고 척추를 정렬한 상태에서 푸시업 자세로 시작 자세를 취한다.
2. 호흡을 내쉬며 팔꿈치를 구부리며 척추의 중립을 유지하며 몸통을 보수 쪽으로 내린다.
3. 호흡을 들이마시며 팔꿈치를 신전 하며 시작 자세로 돌아와 5~10회 반복해서 실시한다.

> **Tip** 견갑골의 안정화와 상체 근력 강화에 효과적이다.

▎베이스 돔 푸시업 (Biased Dome Push Up)

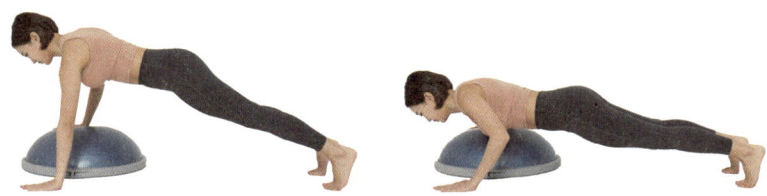

1. 보수 위에 한쪽 손은 올려놓고 반대손은 바닥을 짚고 푸시업 자세로 시작 자세를 취한다.
2. 호흡을 내쉬며 골반의 균형을 유지하며 팔꿈치를 구부려 푸시업을 실시한다.
3. 호흡을 들이마시며 시작 자세로 돌아와 5~10회 반복 후 반대쪽 방향을 실시한다.

> **Tip** 어깨와 견갑골의 안정성 향상과 상체 근력 향상에 효과적인 운동이다.

▎사이드 투 사이드 푸시업 (Side to Side Push Up)

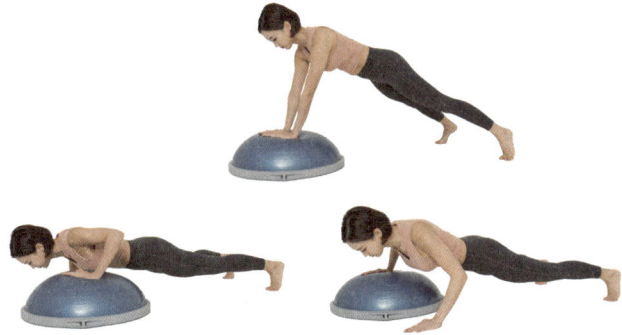

1. 보수 위에 양쪽 손을 올려놓고 푸시업 자세로 시작 자세를 취한다.
2. 호흡을 내쉬며 한쪽 손을 옆으로 이동 시켜 바닥을 짚고 푸시업을 실시한다.
3. 호흡을 들이마시며 시작 자세로 돌아와 반대쪽 방향을 실시하고 번갈아가며 반복한다.

> **Tip** 어깨와 견갑골의 안정성 향상과 협응력 및 근력 향상에 효과적인 운동이다.

사이드 점프 푸시업 (Side Jump Push Up)

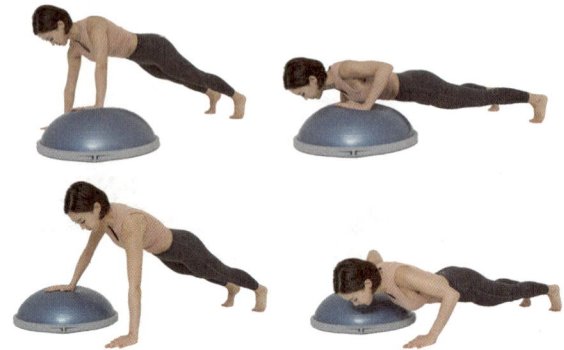

1. 보수 위에 한쪽 손은 올려놓고 반대손은 바닥을 짚고 푸시업 자세로 시작 자세를 취한다.
2. 호흡을 내쉬며 팔꿈치를 구부렸다가 바닥을 밀어내며 점프하면서 옆으로 이동 한다.
3. 호흡을 들이마시고 내쉬며 푸시업을 실시하며 다시 반대쪽 방향으로 실시한다.

> **Tip** 상/하체의 협응력과 순발력 및 파워를 향상 시키는데 효과적인 운동이다.

파워 라인 푸시업 (Power Line Push Up)

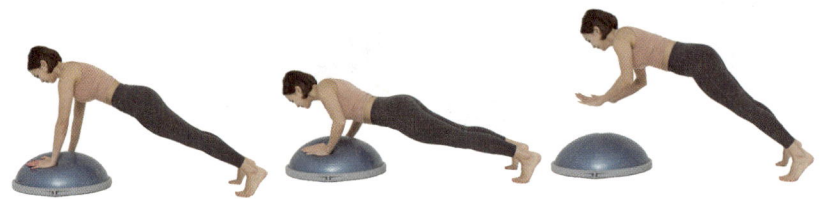

1. 보수 위에 양 손을 올리고 척추를 정렬한 상태에서 푸시업 자세로 시작 자세를 취한다.
2. 호흡을 내쉬며 파워하우스를 유지하면서 팔꿈치를 구부려 푸시업을 했다가 힘껏 밀어내며 점프한다.
3. 호흡을 들이마시며 보수 위에 착지하면서 팔꿈치를 구부리며 반복해서 실시한다.

> **Tip** 상체 근력 강화 및 순발력과 파워를 강화 시키는데 도움이 되는 운동이다.

푸시업 위드 리치 (Push Up with Reach)

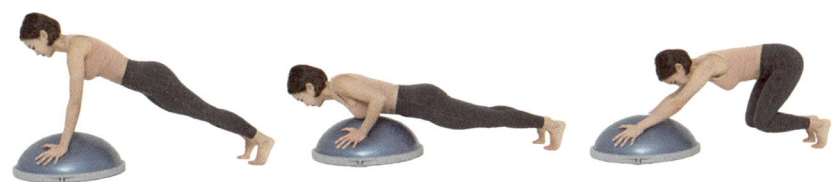

1. 보수 위에 양 손을 올리고 척추를 정렬한 상태에서 푸시업 자세로 시작 자세를 취한다.
2. 호흡을 내쉬며 파워하우스를 유지하면서 팔꿈치를 구부려 푸시업을 했다가 힘껏 밀어내며 엉덩이를 뒤쪽으로 빼면서 무릎을 구부린다.
3. 호흡을 들이마시며 무릎을 피면서 상체를 끌어당겨 시작자세로 돌아간다.

Tip 상체 근력 강화 및 순발력과 파워를 강화 시키는데 도움이 되는 운동이다.

플랭크 런지 킥 (Plank Lunge Kick)

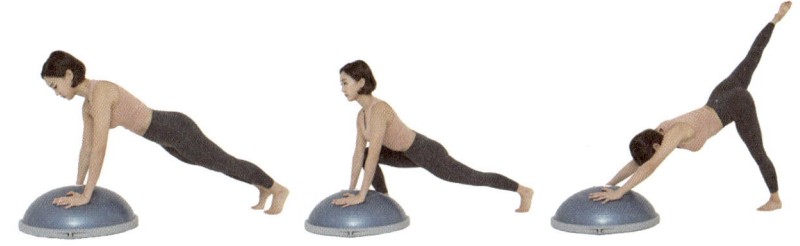

1. 보수 위에 양 손을 올리고 척추를 정렬한 상태에서 푸시업 자세로 시작 자세를 취한다.
2. 호흡을 들이마시며 한쪽 다리의 무릎을 접어 앞으로 끌어당겨 발을 딛으며 런지 자세를 취한다.
3. 호흡을 내쉬며 양 손으로 보수를 밀어내며 접고있는 다리의 무릎을 피면서 뒤쪽으로 끌어 올린다.
4. 호흡을 들이마시며 시작 자세로 돌아와 5~10회 반복 후 반대쪽 방향을 실시한다.

Tip 고관절의 가동성 향상과 고관절 신전근 강화에 효과적인 동작이다.

사이드 킥 (Side Kick)

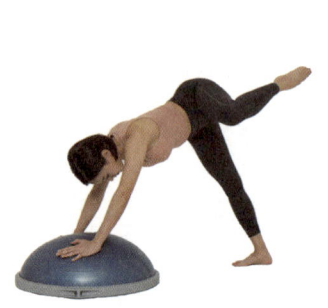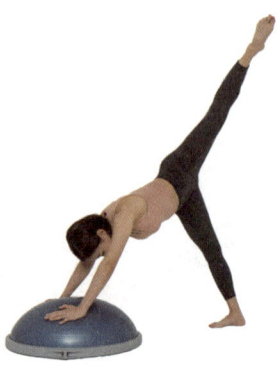

1. 보수 위에 양손을 올리고 한쪽 무릎을 구부려 외회전 하여 들어 올리고 시작 자세를 취한다.
2. 호흡을 내쉬며 복사근을 수축하며 들어 올렸던 다리의 무릎을 접으면서 몸 쪽으로 끌어 당긴다.
3. 호흡을 들이마시며 시작 자세로 돌아와 5~10회 반복 후 반대쪽 방향을 실시한다.

> **Tip** 호흡에 집중하며 운동을 하는 동안 임프린트를 유지하며 실시한다.

힙 로테이션 킥 (Hip Rotation Kick)

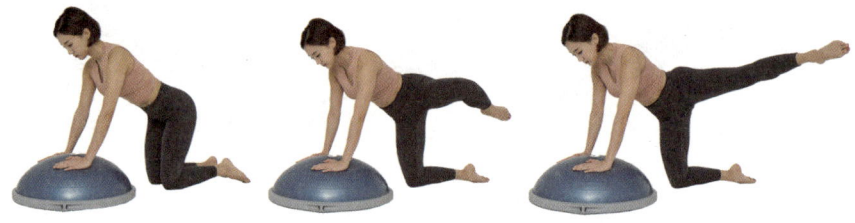

1. 보수 위에 양손을 올리고 무릎을 구부린 상태에서 발끝을 펴고 시작 자세를 취한다.
2. 호흡을 내쉬며 한쪽 다리를 옆으로 들어 올리면서 발끝을 편 상태로 뒤로 뻗는다.
3. 호흡을 들이마시며 시작 자세로 돌아와 5~10회 반복 후 반대쪽 방향을 실시한다.

> **Tip** 고관절의 가동성 향상과 중둔근과 대둔근 강화에 효과적인 동작이다.

싱글 레그 리프트 (Single Leg Lift)

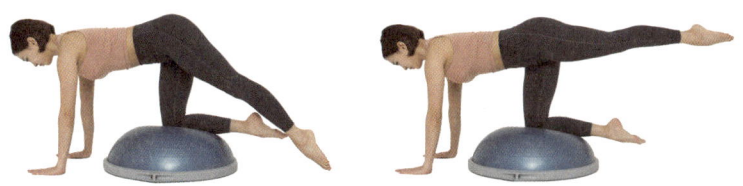

1. 양손을 바닥에 짚고 보수 위에 올라가 한쪽 무릎은 구부리고 반대쪽 다리는 길게 뻗어 바닥에 놓고 시작 자세를 취한다.
2. 호흡을 내쉬며 바닥에 위치한 다리를 곧게 편 상태를 유지하여 들어 올린다.
3. 호흡을 들이마시며 시작 자세로 돌아와 5~10회 반복 후 반대쪽 방향을 실시한다.

> **Tip** 골반의 균형을 유지하며 다리를 들어 올려 머리부터 발끝까지 일직선이 될 수 있도록 한다.

도그 킥 (Dog Kick)

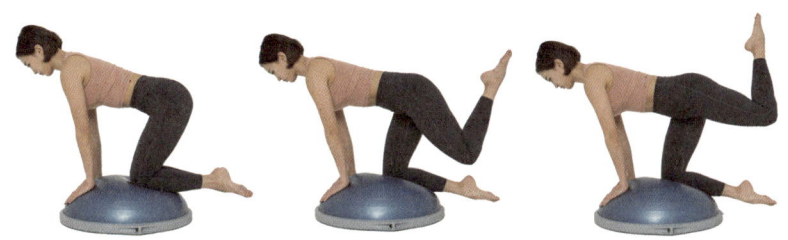

1. 보수 위에 양손과 무릎을 구부리고 올라가서 시작 자세를 취한다.
2. 호흡을 내쉬며 한쪽 무릎을 구부린 상태로 위를 향해 들어 올린다.
3. 호흡을 들이마시며 시작 자세로 돌아와 5~10회 반복 후 반대쪽 방향을 실시한다.

> **Tip** 복부를 수축하고 골반의 정렬은 유지한 상태에서 둔근을 수축한다.

싱글 레그 리치 (Single Leg Reach)

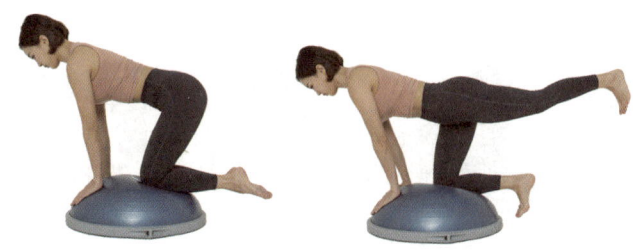

1. 보수 위에 양손과 무릎을 구부리고 올라가서 시작 자세를 취한다.
2. 호흡을 내쉬며 한쪽 무릎을 펴면서 뒤쪽으로 힙을 수축하며 들어 올린다.
3. 호흡을 들이마시며 시작 자세로 돌아와 5~10회 반복 후 반대쪽 방향을 실시한다.

> **Tip** 몸의 흔들림을 최소화하고 허리가 과하게 꺾이지 않도록 실시한다.

암 리치 (Arm Reach)

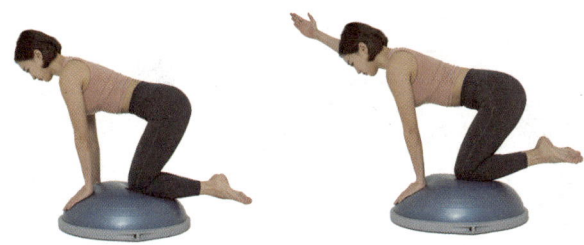

1. 보수 위에 양손과 무릎을 구부리고 올라가서 시작 자세를 취한다.
2. 호흡을 내쉬며 척추의 정렬을 유지한 상태에서 한쪽 손을 앞쪽으로 들어 올린다.
3. 호흡을 들이마시며 시작 자세로 돌아와 5~10회 반복 후 반대쪽 방향을 실시한다.

> **Tip** 손을 들어 올려 척추와 일직선이 될 수 있도록 실시한다.

포인터 (Pointer)

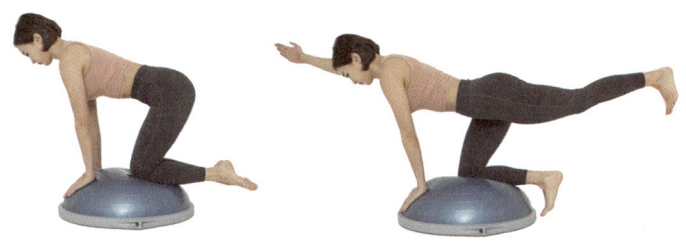

1. 보수 위에 양손과 무릎을 구부리고 올라가서 시작 자세를 취한다.
2. 호흡을 내쉬며 한쪽 팔과 대각선에 위치한 다리를 동시에 앞과 뒤로 뻗는다.
3. 호흡을 들이마시며 시작 자세로 돌아와 반대쪽 방향을 실시하고 번갈아 가며 반복한다.

Tip 팔과 다리를 최대한 길게 뻗으며 골반의 정렬이 깨지지 않도록 실시한다.

쿼드라페드 컨트롤 레터럴 터치 (Quadruped Contral Lateral Touches)

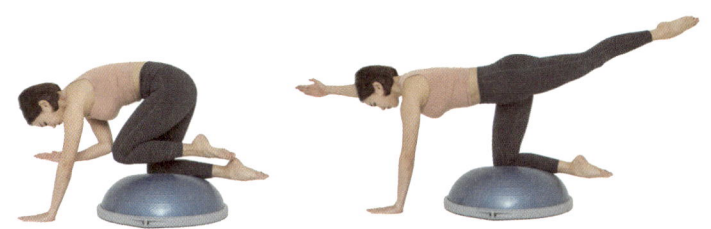

1. 보수 위에 한쪽 무릎을 올리고 반대쪽 팔꿈치와 반대편 무릎을 구부려서 맞닿아 놓고 시작 자세를 취한다.
2. 호흡을 내쉬며 터치하고 있던 한쪽 팔꿈치와 무릎을 동시에 앞과 뒤로 뻗는다.
3. 호흡을 들이마시며 시작 자세로 돌아와 반대쪽 방향을 실시하고 번갈아 가며 반복한다.

Tip 팔꿈치와 무릎을 터치하면서 상체가 너무 굽지 않도록 주의한다.

▌플랭크 핏 온 돔 (Plank Feet on Dome)

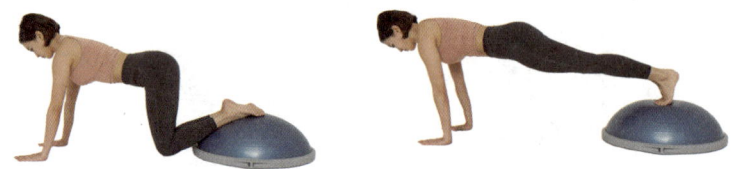

1. 바닥을 짚고 무릎을 구부려서 발등을 보수 위에 올려놓고 시작 자세를 취한다.
2. 호흡을 내쉬며 양손으로 바닥을 누르며 무릎을 바닥에서 위로 들어 올린다.
3. 호흡을 들이마시며 시작 자세로 돌아와 5~10회 반복해서 실시한다.

> **Tip** 무릎을 들어 올려 머리 부터 발끝까지 일직선이 될 수 있도록 한다.

▌푸시업 핏 온 돔 (Push Up Feet on Dome)

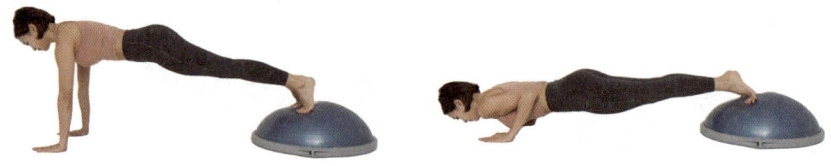

1. 바닥을 짚고 발끝을 보수 위에 올려놓고 푸시업 자세로 시작 자세를 취한다.
2. 호흡을 내쉬며 팔꿈치를 구부려 푸시업 하면서 가슴을 바닥으로 내린다.
3. 호흡을 들이마시며 시작 자세로 돌아와 5~10회 반복해서 실시한다.

> **Tip** 척추의 정렬을 유지한 상태에서 실시한다.

핏 온 돔 버피 (Feet on Dome Burpee)

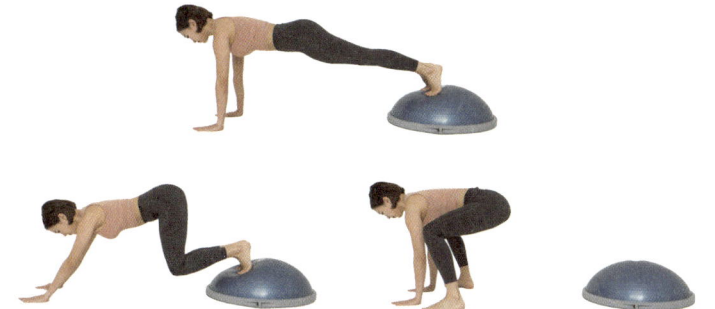

1. 보수 위에 양 발을 올리고 척추 중립 상태를 유지하여 푸시업 자세로 시작 자세를 취한다.
2. 호흡을 내쉬며 복부를 수축하며 점프하여 두 무릎을 끌어 당겨 손 뒤 쪽으로 착지 한다.
3. 호흡을 들이마시며 다시 점프하면서 시작 자세로 돌아와 5~10회 반복 한다.

Tip 복부를 강화하며 동시에 순발력과 균형감각능력을 향상 시킬 수 있는 동작이다.

핏 온 돔 레터럴 버피 (Feet on Dome Lateral Burpee)

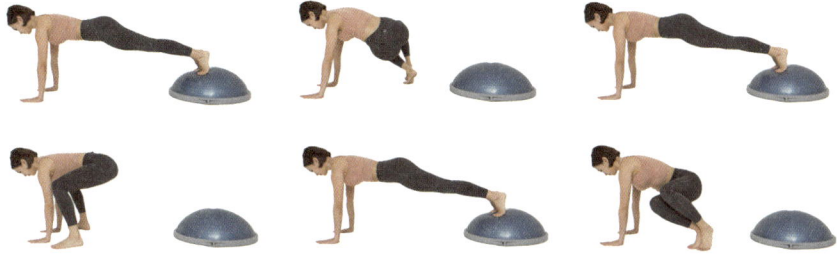

1. 보수 위에 양 발을 올리고 척추 중립 상태를 유지하여 푸시업 자세로 시작 자세를 취한다.
2. 호흡을 내쉬며 복부를 수축하여 한쪽 방향으로 점프하면서 손의 측면으로 두 무릎을 끌어 당겨 착지 한다.
3. 호흡을 들이마시며 다시 점프하면서 시작 자세로 돌아와 내쉬며 정면으로 점프해서 두 다리를 벌려 착지한다.
4. 호흡을 들이마시며 점프해서 시작 자세로 돌아가 내쉬며 반대쪽 방향을 실시하고 번갈아 가며 실시한다.

Tip 순발력과 균형감각능력을 향상 시키며 파워하우스를 강화시킬 수 있다.

더블 플랭크 힙 플랙션 (Double Plank Hip Flextion)

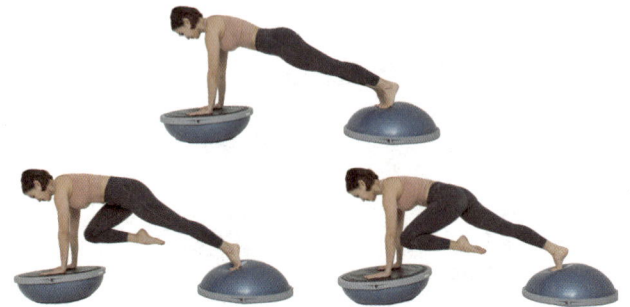

1. 두개의 보수를 활용해 하나는 돔에 발을 올리고, 또 하나는 뒤집어 베이스에 양손을 올리고 푸시업 자세로 시작 자세를 취한다.
2. 호흡을 내쉬며 골반의 균형을 유지하며 한쪽 다리의 무릎을 접어 가슴 쪽으로 끌어 당긴다.
3. 호흡을 들이마시며 무릎을 펴면서 시작 자세로 돌아와 반대쪽 다리를 실시한다.

> **Tip** 견갑을 안정화 하고 균형감각능력의 향상과 전거근, 능형근, 고관절 굴곡근, 파워하우스를 강화 시켜 준다.

더블 플랭크 힙 익스텐션 (Double Plank Hip Extension)

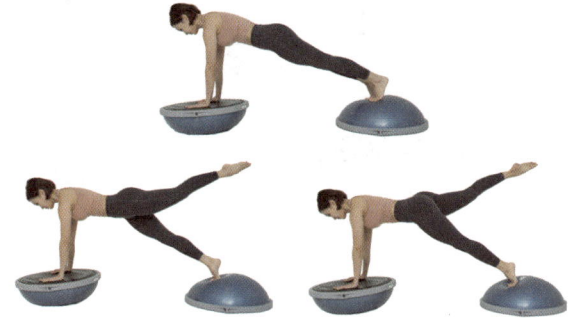

1. 두 개의 보수를 활용해 하나는 돔에 발을 올리고, 또 하나는 뒤집어 베이스에 양손을 올리고 푸시업 자세로 시작 자세를 취한다.
2. 호흡을 내쉬며 골반의 균형을 유지하며 한쪽 다리를 둔근을 수축시키며 뒤로 들어 올린다.
3. 호흡을 들이마시며 다리를 내리면서 시작 자세로 돌아와 반대쪽 다리를 실시한다.

> **Tip** 견갑을 안정화 하고 둔근 및 파워하우스를 강화 시켜 준다.

더블 푸시업 (Double Push Up)

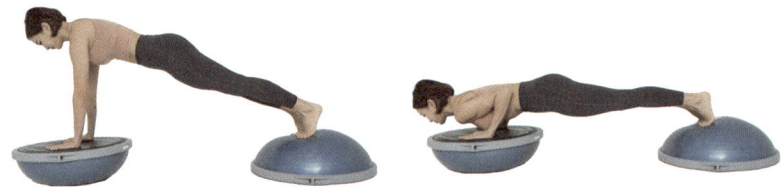

1. 두 개의 보수를 활용해 하나는 돔에 발을 올리고, 또 하나는 뒤집어 베이스에 양손을 올리고 푸시업 자세로 시작 자세를 취한다.
2. 호흡을 내쉬며 팔꿈치를 구부리면서 상체를 보수의 베이스 부분까지 천천히 균형을 유지하며 내린다.
3. 호흡을 들이마시며 구부렸던 팔꿈치를 펴면서 상체를 들어 올려 시작 자세로 돌아가 5~10회 반복한다.

> **Tip** 견갑을 안정화 하고 균형감각능력과 둔근 및 파워하우스를 강화 시켜 준다.

보수 필라테스

BOSU MASTER와 함께하는

보수 필라테스
교과서 BOSU PILATES

Standing

스텐딩 포즈 (Standing Pose)

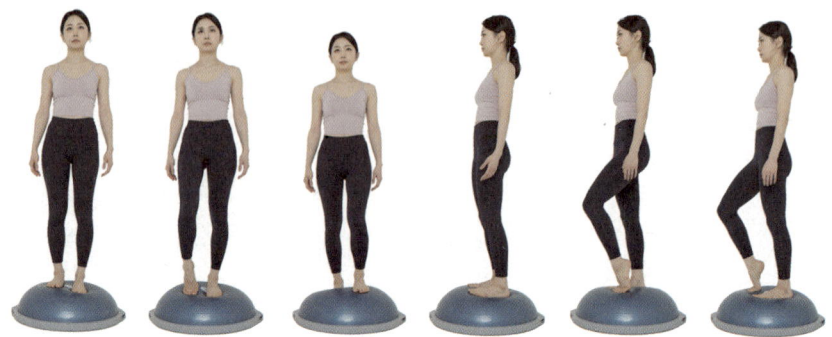

1. 보수 위에 올라서서 양손을 골반 옆에 벌리고 시작 자세를 취한다.
2. 호흡을 편안하게 하면서 발목을 컨트롤 하면서 30초~1분간 보수에 적응을 한다.

Tip 발목의 고유 수용 감각 활성화를 위한 기본 동작이다.

스텐딩 브리드 (Standing Breath)

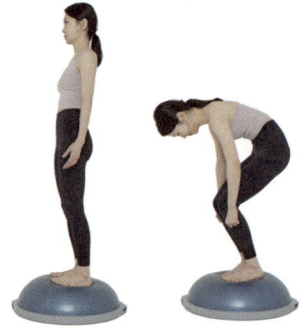

1. 보수 위에 올라서서 손은 편하게 골반 옆에 놓고 정면을 바라보며 시작 자세를 취한다.
2. 내쉬는 호흡에 무릎을 구부리며 척추를 분절하여 둥글게 말아준다.
3. 호흡을 들이마시며 시작 자세로 돌아와 5~10회 반복해서 실시한다.

Tip 하지의 정렬을 유지하며 진행한다.

스텝 업 밸런스 (Step Up Balance)

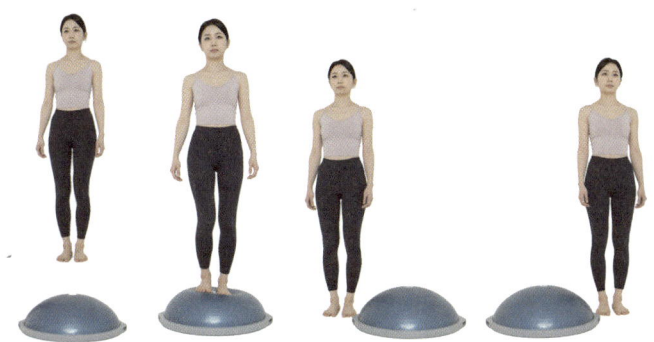

1. 보수를 앞에 놓고 바른 자세로 서서 시작 자세를 취한다.
2. 호흡을 내쉬며 보수 위에 올라 서고, 들이마시고 내쉬며 한쪽 측면 방향으로 내려온다.
3. 호흡을 들이마시며 보수 위로 올라가서 내쉬며 반대쪽 방향으로 실시한다.
4. 호흡을 들이마시며 보수 위로 올라가서 시작 자세로 돌아와 5~10회 반복해서 실시한다.

> **Tip** 보수를 중심으로 앞/뒤/좌/우 4가지 방향을 움직이며 균형감각능력을 향상 시킨다.

스텝 업 프론트 킥 (Step Up Front Kick)

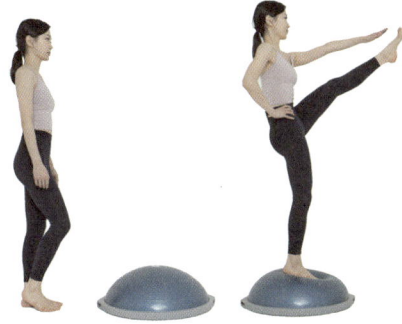

1. 보수를 앞에 놓고 바른 자세로 서서 시작 자세를 취한다.
2. 호흡을 내쉬며 한쪽 발로 보수 위를 딛고 반대쪽 다리로 앞차기를 해서 반대쪽 손으로 터치한다.
3. 호흡을 들이마시며 시작 자세로 돌아와 반대쪽 방향을 실시하며 번갈아가면서 반복한다.

> **Tip** 발목의 안정화와 균형감각능력 향상에 효과적인 동작이며 무릎을 최대한 피면서 실시한다.

스텝 업 사이드 킥 (Step Up Side Kick)

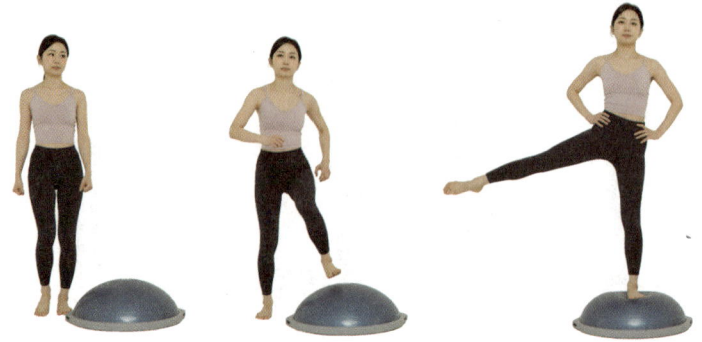

1. 보수를 옆에 놓고 바른 자세로 서서 시작 자세를 취한다.
2. 호흡을 내쉬며 한쪽 발을 보수 위를 딛고 반대쪽 다리를 옆으로 들어 올린다.
3. 호흡을 들이마시며 시작 자세로 돌아와 5~10회 반복 후 반대쪽 방향을 실시한다.

Tip 발목의 안정화와 균형 능력에 향상 및 중둔근 강화에 효과적인 운동이다.

스텐딩 트리 포즈 (Standing Tree Pose)

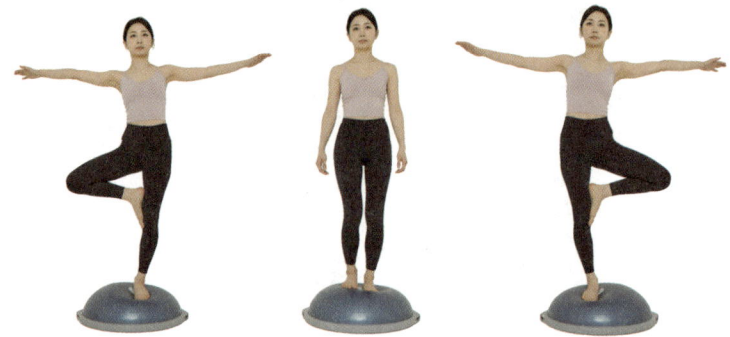

1. 보수 위에 올라서서 양손을 골반 옆에 놓고 시작 자세를 취한다.
2. 호흡을 내쉬며 양손을 옆으로 벌리면서 한쪽 다리의 무릎을 접고 30초~1분간 버틴다.
3. 호흡을 들이마시며 시작 자세로 돌아와 내쉬며 반대쪽 다리를 들고 실시한다.

Tip 발목과 골반의 안정성과 척추의 정렬을 유지하며 진행 한다.

싱글 레그 밸런스 (Single Leg Balance)

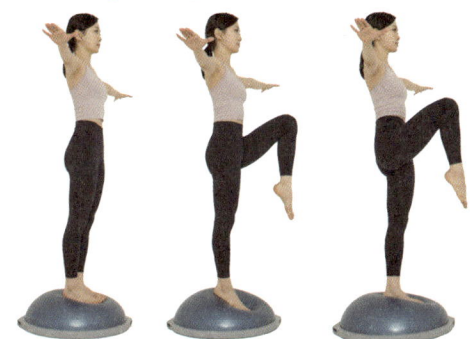

1. 보수 위에 올라서서 양손을 가슴 옆으로 벌리고 시작 자세를 취한다.
2. 호흡을 내쉬며 한쪽 다리의 무릎을 접고 들어올려서 30초~1분간 버틴다.
3. 호흡을 들이마시며 시작 자세로 돌아와 내쉬며 반대쪽 다리를 들고 실시한다.

Tip 동작이 익숙해지면 접고 있던 무릎을 펴고 실시하면 난이도를 높일 수 있다.

싱글 레그 밸런스 리치 (Single Leg Balance Reach)

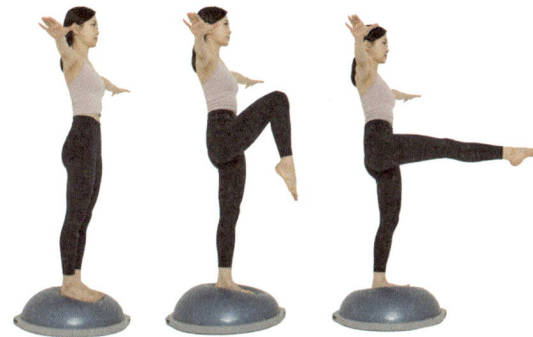

1. 보수 위에 올라서서 양손을 가슴 옆으로 벌리고 시작 자세를 취한다.
2. 호흡을 내쉬며 한쪽 다리의 무릎을 접어 들어올리고 다리를 펴서 30초~1분간 버틴다.
3. 호흡을 들이마시며 시작 자세로 돌아와 내쉬며 반대쪽 다리를 들고 실시한다.

Tip 버티는 동작 다음 발차기 동작을 반복하면서 하는 동적 안정성 훈련을 실시한다.

▌스텝 업 로테이션 (Step Up Rotation)

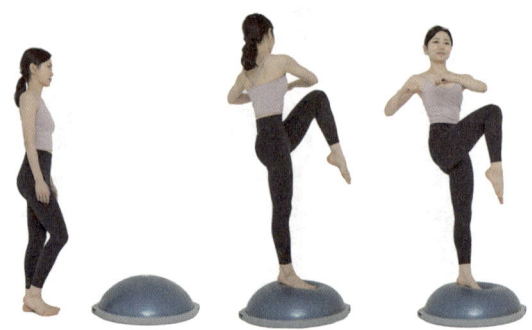

1. 보수를 앞에 놓고 양손을 골반 앞에 놓고 가슴 앞에 모아 바른 자세로 서서 시작 자세를 취한다.
2. 호흡을 내쉬며 한쪽 발을 보수 위를 딛고 반대쪽 다리는 무릎을 접고 들어 올리며 양팔을 반대 방향으로 회전시킨다.
3. 호흡을 들이마시며 시작 자세로 돌아와 반대쪽 방향으로 실시하고 번갈아가면서 반복 실시한다.

> **Tip** 균형감각능력과 동시에 장요근과 복사근을 강화 시키는데 효과적인 동작이다.

▌사이드 투 사이드 스텝 업 로테이션 (Side to Side Step Up Rotation)

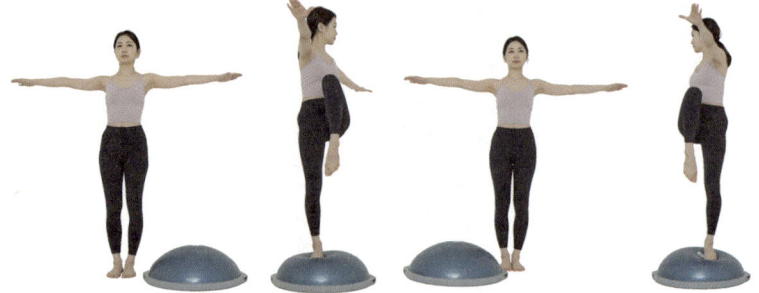

1. 보수를 옆에 놓고 양손을 가슴 옆으로 벌려 들어 올리고 바른 자세로 서서 시작 자세를 취한다.
2. 호흡을 내쉬며 옆으로 이동해서 보수 위를 딛고 반대쪽 무릎을 접고 들어 올리며 양팔을 반대 방향으로 회전시킨다.
3. 호흡을 들이마시며 시작 자세로 돌아와 5~10회 반복해서 실시하고 반대쪽 으로 넘어가 반대 쪽 방향을 실시한다.

> **Tip** 팔을 펴고 하면 동작을 더 크게 실시 할 수 있어 운동 효과가 증가한다.

❙ 암 레이즈 스쿼트 (Arm Raise Squat)

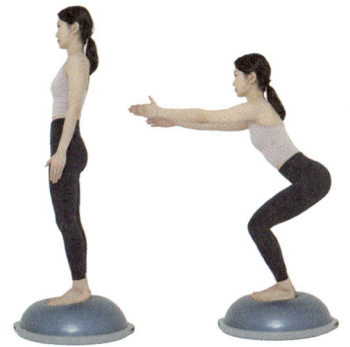

1. 보수 위에 올라서서 양손을 골반 옆에 놓고 시작 자세를 취한다.
2. 호흡을 내쉬며 양손을 가슴 위로 들어 올리며 무릎을 구부려 스쿼트를 실시한다.
3. 호흡을 들이마시며 시작 자세로 돌아와 5~10회 반복해서 실시한다.

> **Tip** 척추와 골반의 정렬을 유지하며 진행한다.

❙ 오버헤드 스쿼트 (Overhead Squat)

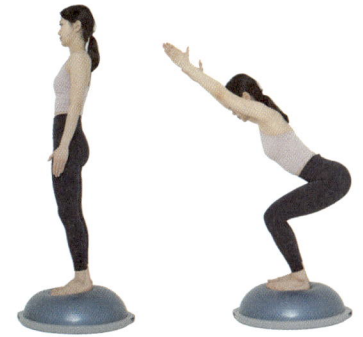

1. 보수 위에 올라서서 양손을 골반 옆에 놓고 시작 자세를 취한다.
2. 호흡을 내쉬며 양손을 머리 위로 들어 올리며 무릎을 구부려 스쿼트를 실시한다.
3. 호흡을 들이마시며 시작 자세로 돌아와 5~10회 반복해서 실시한다.

> **Tip** 들어 올린 손부터 척추가 일직선이 될 수 있도록 실시한다.

I 암 폴 다운 스쿼트 (Arm Fall Down Squat)

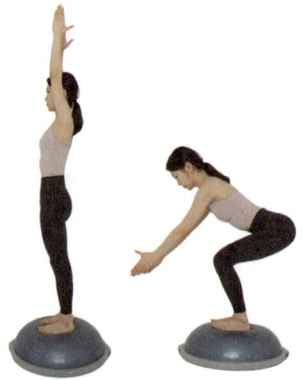

1. 보수 위에 올라서서 양손을 머리 위로 들어 올리고 시작 자세를 취한다.
2. 호흡을 내쉬며 양손을 아래로 내리며 무릎을 구부려 스쿼트를 실시한다.
3. 호흡을 들이마시며 시작 자세로 돌아와 5~10회 반복해서 실시한다.

> **Tip** 동작이 익숙해지면 아래로 내려던 손을 앞쪽으로 뻗으며 실시한다.

I 스쿼트 트렁크 로테이션 (Squat Trunk Rotation)

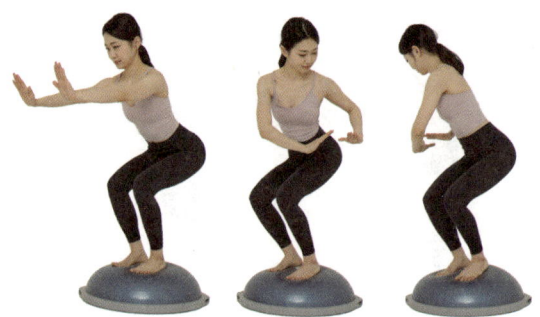

1. 보수 위에 서서 양손을 가슴 앞에 편 상태로 놓고 무릎을 구부린 자세로 시작 자세를 취한다.
2. 호흡을 내쉬며 한쪽 방향으로 양손과 상체를 회전하면서 스쿼트를 실시한다.
3. 호흡을 들이마시고 내쉬며 반대쪽 방향으로 실시하고 번갈아 가면서 5~10회 반복해서 실시한다.

> **Tip** 무릎과 골반의 균형을 유지한 상태에서 상체를 좌우 균일하게 회전시킬 수 있도록 해야한다.

보수 필라테스

스키 모글 (Ski Moguls)

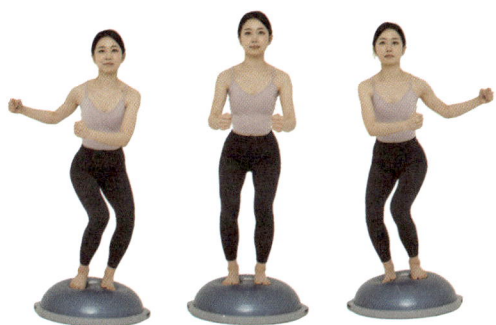

1. 보수 위에 서서 팔꿈치를 구부린 상태로 주먹을 쥐고 무릎을 구부려서 시작 자세를 취한다.
2. 호흡을 내쉬며 상체를 유지한 상태에서 스키를 타듯이 한쪽 방향으로 무릎을 이동시킨다.
3. 호흡을 들이마시고 내쉬며 반대쪽 방향으로 실시하고 번갈아 가면서 5~10회 반복해서 실시한다.

Tip 동작이 익숙해지면 무릎이 이동하는 반대방향으로 골반을 빼면서 더 깊게 앉으며 실시한다.

오버헤드 스쿼트 터치 (Overhead Squat Touch)

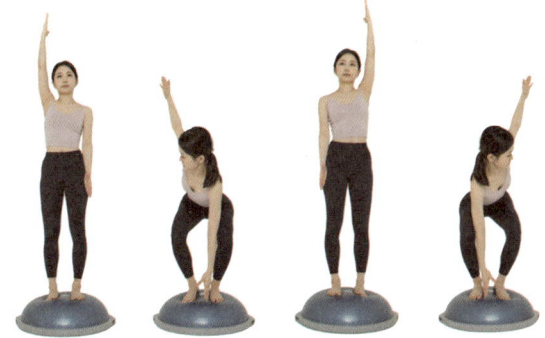

1. 한 손을 머리 위로 들고, 반대쪽 손은 아래 놓고 보수 위에 서서 시작 자세를 취한다.
2. 호흡을 내쉬며 무릎을 구부리며 스쿼트를 하면서 아래쪽 손으로 보수 위를 터치 한다.
3. 호흡을 들이마시며 시작 자세로 돌아와 5~10회 반복 후 반대쪽 방향을 실시한다.

Tip 발목의 안정성과 하체 근력 강화 및 균형감각능력 향상에 효과적인 운동이다.

▎베이스 암 레이즈 스쿼트 (Based Arm Raise Squat)

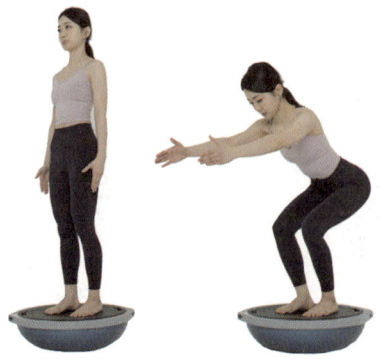

1. 보수를 뒤집어 놓고 위에 올라서서 양손을 골반 옆에 놓고 시작 자세를 취한다.
2. 호흡을 내쉬며 양손을 가슴 위로 들어 올리며 무릎을 구부려 스쿼트를 실시한다.
3. 호흡을 들이마시며 시작 자세로 돌아와 5~10회 반복해서 실시한다.

Tip 무릎과 골반 및 척추의 정렬을 유지하며 진행한다.

▎스쿼트 점프 스틱 (Squat Jump Stick)

1. 보수 위에 서서 양손을 가슴 앞에 팔꿈치를 접어놓고 무릎을 구부린 상태로 시작 자세를 취한다.
2. 호흡을 내쉬며 양손을 머리 위로 뻗으며 들어올리면서 동시에 무릎을 피면서 점프한다.
3. 호흡을 들이마시며 시작 자세로 돌아와 5~10회 반복해서 실시한다.

Tip 착지 시 발목 부상에 주의하며 실시한다.

프로그 스쿼트 점프 (Prog Squat Jump)

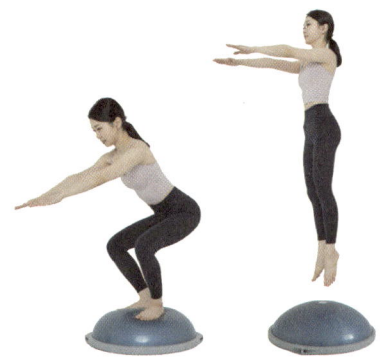

1. 보수 위에 서서 양손을 가슴 앞에 길게 피고 무릎을 벌려 구부린 상태로 시작 자세를 취한다.
2. 호흡을 내쉬며 양손은 들고 있는 상태에서 벌리고 있던 무릎을 모아 피면서 점프한다.
3. 호흡을 들이마시며 시작 자세로 돌아와 5~10회 반복해서 실시한다.

Tip 점프 시 무릎을 모을 때 내전근과 둔근을 수축시키며 힘차게 점프를 해야 한다.

레터럴 점프 (Lateral Jumps)

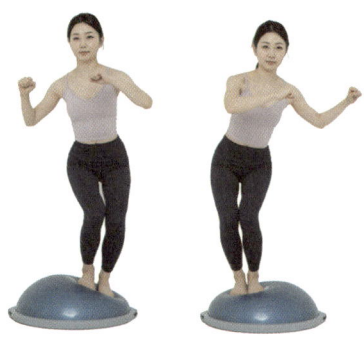

1. 보수의 돔 부분 한쪽 측면 위에 올라서서 양손을 들어 중심을 잡고 시작 자세를 취한다.
2. 호흡을 내쉬며 구부리고 있던 무릎을 피면서 살짝 옆으로 점프해서 보수의 돔 측면에 착지한다.
3. 호흡을 들이마시고 내시며 반대쪽 방향을 실시하고 번갈아가면서 5~10회 실시한다.

Tip 보수의 돔 위에서 실시 해야 하기 때문에 측면 점프 시 발목의 안정성에 주의하며 실시한다.

보수 필라테스

▎점프 턴 (Jump Turns)

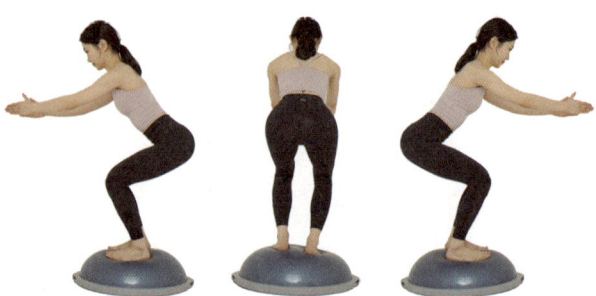

1. 보수의 돔 위에 올라서서 양손의 팔꿈치를 펴서 들고 무릎은 구부린 상태로 시작 자세를 취한다.
2. 호흡을 내쉬며 구부리고 있던 무릎을 피면서 점프해서 직각 방향으로 회전해서 착지 한다.
3. 호흡을 들이마시고 내시며 한쪽 방향으로 실시하고, 시작 위치에 오면 반대쪽 방향으로 실시한다.

> **Tip** 동작이 익숙해지면 회전하는 범위를 단계별로 증가시키며 실시한다.

▎턱 점프 (Tuck Jumps)

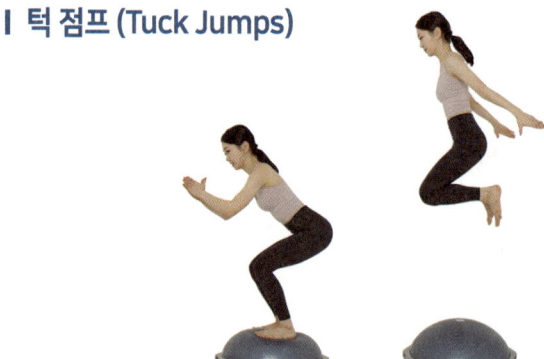

1. 보수의 돔 위에 올라서서 양손의 팔꿈치를 구부려서 들고 무릎은 구부린 상태로 시작 자세를 취한다.
2. 호흡을 내쉬며 구부리고 있던 무릎을 이용하여 손을 뒤로 길게 뻗으며 점프한다.
3. 호흡을 들이마시고 내시며 시작 자세로 돌아와 5~10회 반복해서 실시한다.

> **Tip** 보수의 돔 위에서 실시 해야 하기 때문에 점프 후 착지 시 발목의 안정성에 주의해야한다.

스키 모굴 점프 (Ski Moguls Jumps)

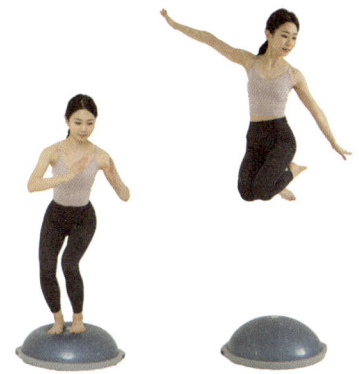

1. 보수의 돔 위에 올라서서 팔꿈치를 접어 들고, 다리는 구부려 중심을 잡고 시작 자세를 취한다.
2. 호흡을 내쉬며 양손을 사선으로 뻗어주면서 상체와 하체가 교차될 수 있게 점프한다.
3. 호흡을 들이마시며 시작 자세로 돌아와 5~10회 번갈아 가면서 반복해서 실시한다.

Tip 발목의 안정성에 주의하면서 협응력과 순발력을 향상시킬 수 있다.

사이드 토 터치 (Side Toe Touch)

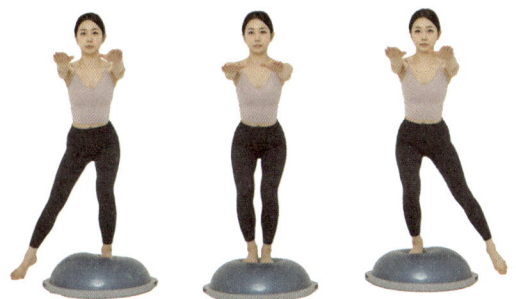

1. 보수 위에 두 다리를 모으고 양손은 가슴 앞에 뻗고 서서 시작 자세를 취한다.
2. 호흡을 내쉬며 한쪽 무릎을 구부리며 반대쪽 다리를 옆으로 뻗어 발 끝으로 바닥을 터치 한다.
3. 호흡을 들이마시며 시작 자세로 돌아와 반대쪽 방향을 실시하고 번갈아가면서 5~10회 실시 한다.

Tip 발목과 고관절의 안정성 및 하체 근력 강화와 균형감각능력 향상에 효과적인 운동이다.

스텐딩 힙 에비덕션 (Standing Hip Abduction)

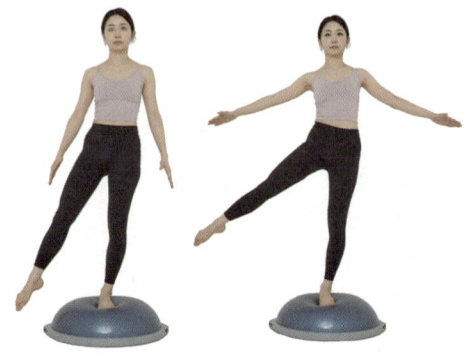

1. 보수 위에 한쪽 발을 올리고 양손을 골반 옆에 놓고 서서 시작 자세를 취한다.
2. 호흡을 내쉬며 양팔을 벌리면서 균형을 유지하며 한쪽 다리를 옆으로 뻗어 들어 올린다.
3. 호흡을 들이마시며 시작 자세로 돌아와 5~10회 반복 후 반대쪽 방향을 실시한다.

> **Tip** 발목과 고관절의 안정성 및 측면 TFL 강화와 균형감각능력 향상에 효과적인 운동이다.

스쿼트 힙 에비덕션 (Squat Hip Abduction)

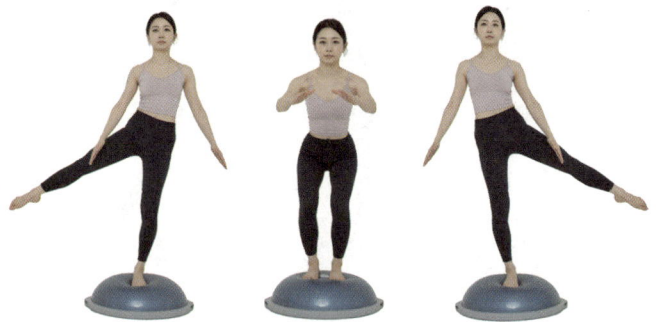

1. 보수 위에 두 다리를 모으고 무릎을 살짝 구부려 스쿼트를 하고 양손을 들고 시작 자세를 취한다.
2. 호흡을 내쉬며 양팔을 벌리면서 균형을 유지하며 한쪽 다리를 옆으로 뻗어 들어 올린다.
3. 호흡을 들이마시며 시작 자세로 돌아와 5~10회 반복 후 반대쪽 방향을 실시한다.

> **Tip** 단계별로 더 깊게 앉았다 일어나면서 옆으로 들어올리는 동작을 증가 시키며 조절하며 실시한다.

디아고널 런지 (Diagonal Lunge)

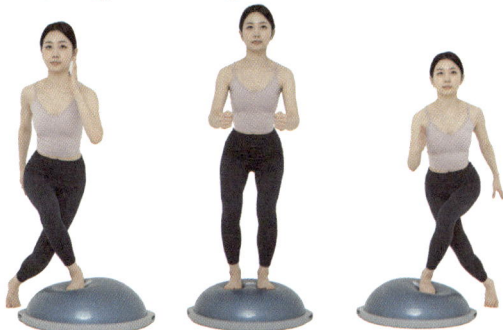

1. 보수 위에 서서 두 다리는 살짝 구부리고 양손을 가슴 앞에 놓고 시작 자세를 취한다.
2. 호흡을 내쉬며 다리를 들어 뒤쪽 사선 방향으로 교차 하며 구부려 런지를 실시한다.
3. 호흡을 들이마시며 시작 자세로 돌아와 반대쪽 방향을 실시하고 번갈아가면서 5~10회 실시한다.

> **Tip** 보수 위에 다리의 균형을 유지하며 고관절의 가동성을 향상시키며 실시한다.

스텐딩 레그 컬 & 스쿼트 (Standing Leg Curl & Squat)

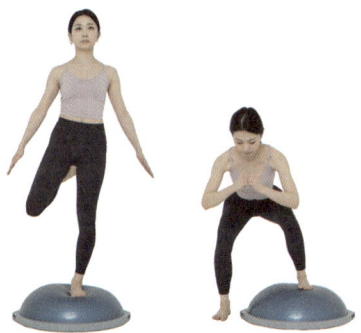

1. 보수 위에 한쪽 다리를 구부리고 양손을 골반 옆에 벌리고 서서 시작 자세를 취한다.
2. 호흡을 내쉬며 팔꿈치를 구부리면서 양손을 모으며 한쪽 측면으로 발을 딛으며 스쿼트를 실시한다.
3. 호흡을 들이마시며 시작 자세로 돌아와 5~10회 반복 후 반대쪽 방향을 실시한다.

> **Tip** 상체가 앞으로 너무 쏠리지 않게 주의하며 실시한다.

▌스쿼트 & 스텐딩 토 터치 (Squat & Standing Toe Touch)

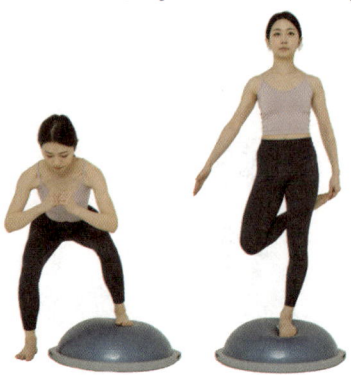

1. 보수 위에 한쪽 다리를 올리고 양손을 모으고 스쿼트 자세에서 시작 자세를 취한다.
2. 호흡을 내쉬며 무릎을 피며 바닥에 있던 다리를 들어 올려 접어 반대쪽 손으로 발끝을 터치한다.
3. 호흡을 들이마시며 시작 자세로 돌아와 5~10회 반복 후 반대쪽 방향을 실시한다.

> **Tip** 다리의 다양한 응용 동작을 통해 협응력을 향상시키는데 효과적인 운동이다.

▌스쿼트 & 스텐딩 사이드 니 업 (Squat & Standing Side Knee Up)

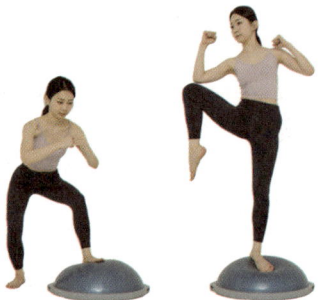

1. 보수 위에 한쪽 다리를 올리고 팔꿈치를 구부린 상태에서 양손을 들고 스쿼트 자세로 시작 자세를 취한다.
2. 호흡을 내쉬며 보수 위에 무릎을 피며 바닥에 있던 다리를 옆으로 들어 올려 팔꿈치와 무릎을 터치한다.
3. 호흡을 들이마시며 시작 자세로 돌아와 5~10회 반복 후 반대쪽 방향을 실시한다.

> **Tip** 발목의 안정성과 하체 근력 및 복사근 강화에 효과적인 운동이다.

보수 필라테스

▎닐링 워크 (Kneeling Walk)

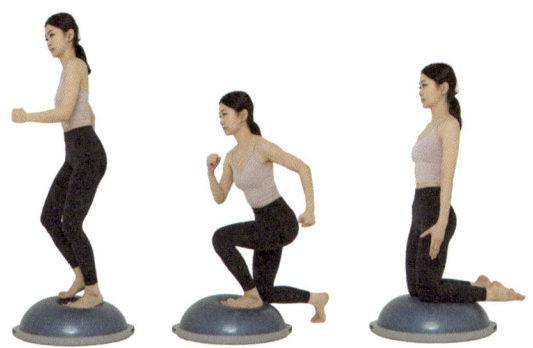

1. 보수 위에 다리를 모으고 서서 균형을 잡고 시작 자세를 취한다.
2. 호흡을 내쉬며 한쪽 무릎씩 구부려 보수 위에 양쪽 무릎을 구부린 상태로 앉는다.
3. 호흡을 들이마시며 역순으로 시작 자세로 돌아와 5~10회 실시한다.

> **Tip** 보수 위에 무릎으로 걷는다 생각하며 자연스럽게 팔 동작과 함께 한다.

▎스테티오널리 런지 (Stationary Lunge)

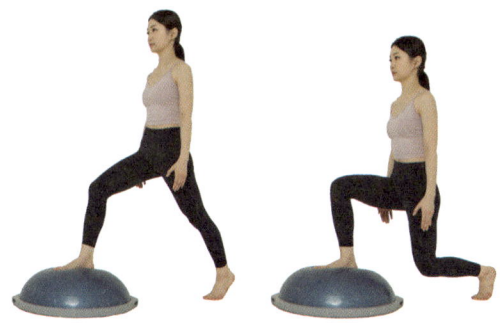

1. 양손을 골반 옆에 놓고 보수 위에 런지 자세에서 앞쪽 발을 올리고 시작 자세를 취한다.
2. 호흡을 내쉬며 척추의 정렬을 유지한 상태에서 무릎을 구부리며 수직으로 아래로 내려간다.
3. 호흡을 들이마시며 시작 자세로 돌아와 5~10회 반복 후 반대쪽 방향을 실시한다.

> **Tip** 머리 부터 무릎까지 정렬 상태가 일직선이 될 수 있도록 유지하며 실시한다.

▎얼터네이팅 런지 (Alternating Lunge)

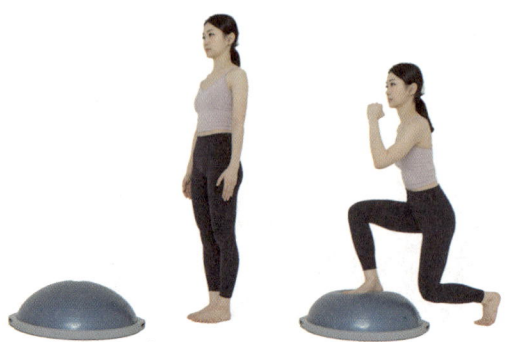

1. 보수를 앞에 놓고 한발짝 뒤에 양손을 골반 옆에 놓고 서서 시작 자세를 취한다.
2. 호흡을 내쉬며 한쪽 발을 앞으로 뻗어 보수를 딛으며 척추의 정렬을 유지하며 런지를 실시한다.
3. 호흡을 들이마시며 시작 자세로 돌아와 반대쪽 방향을 실시하고 번갈아가면서 반복한다.

Tip 보수를 딛고 바로 보수의 지면 반발을 이용해 돌아와 번갈아 가면서 진행한다.

▎니 업 (Knee Up)

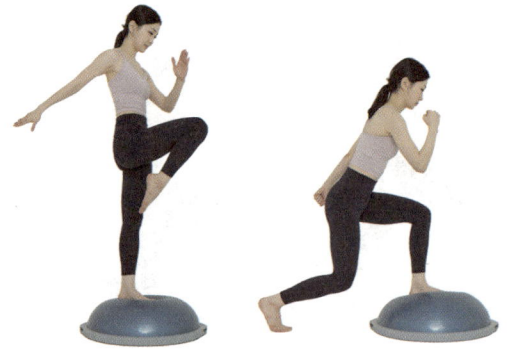

1. 보수 위에 한쪽 발을 올리고 무릎은 구부린 상태에서 시작 자세를 취한다.
2. 호흡을 내쉬며 보수 위에 다리의 무릎은 펴고 동시에 뒤쪽 다리의 무릎을 구부리며 들어 올린다.
3. 호흡을 들이마시며 시작 자세로 돌아와 5~10회 반복 후 반대쪽 방향을 실시한다.

Tip 달리기를 할 때 처럼 팔 동작도 자연스럽게 연결해서 실시한다.

스텝 오프 빽 런지 (Step Off Back Lunges)

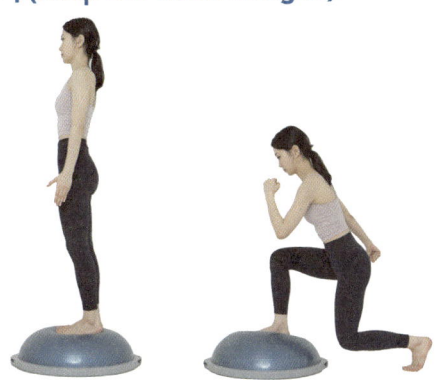

1. 보수 위에 두발을 모아 올라서서 척추를 곧게 펴고 시작 자세를 취한다.
2. 호흡을 내쉬며 한쪽 다리를 뒤로 빼면서 양쪽 다리의 무릎을 구부려 런지를 한다.
3. 호흡을 들이마시며 시작 자세로 돌아와 5~10회 반복 후 반대쪽 방향을 실시한다.

Tip 빽 런지를 하는 동안 발목과 골반의 균형을 유지하며 실시한다.

런지 파워 스킵 (Lunge Power Skip)

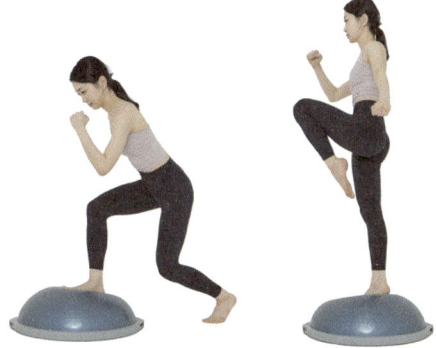

1. 보수 위에 한쪽 발을 올리고 무릎은 구부린 상태에서 시작 자세를 취한다.
2. 호흡을 내쉬며 보수 위에 다리의 무릎은 펴고 동시에 뒤쪽 다리의 무릎을 구부리며 들어올린다.
3. 호흡을 들이마시며 시작 자세로 돌아와 5~10회 반복 후 반대쪽 방향을 실시한다.

Tip 달리기를 할 때 처럼 팔 동작도 자연스럽게 연결해서 실시한다.

▌ 스테이오널리 빽 런지 (Stationary Back Lunge)

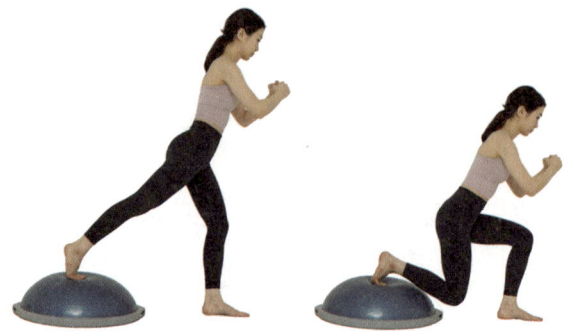

1. 양손을 가슴 앞에 놓고 보수 위에 런지 자세에서 뒤쪽 발을 올리고 시작 자세를 취한다.
2. 호흡을 내쉬며 척추의 정렬을 유지한 상태에서 무릎을 구부리며 수직으로 아래로 내려간다.
3. 호흡을 들이마시며 시작 자세로 돌아와 5~10회 반복 후 반대쪽 방향을 실시한다.

Tip 무릎을 구부려 바닥을 살짝 터치하고 올라 올 수 있도록 실시한다.

▌ 불가리안 스플릿 스쿼트 (Bulgarian Split Squats)

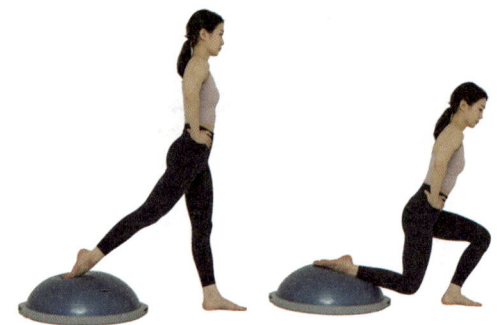

1. 양손은 골반을 잡고 보수 위에 런지 자세에서 뒤쪽 발을 뻗어 올리고 시작 자세를 취한다.
2. 호흡을 내쉬며 척추의 정렬을 유지한 상태에서 뒤쪽 다리는 밑으로 가볍게 접으며 앉고, 앞쪽 다리는 바닥과 수평이 되도록 구부려준다.
3. 호흡을 들이마시며 시작 자세로 돌아와 5~10회 반복 후 반대쪽 방향을 실시한다.

Tip 균형감각과 밸런스를 요구하기 때문에 대퇴사두근과 둔근 활성화에 효과적이다.

사이드 런지 (Side Lunge)

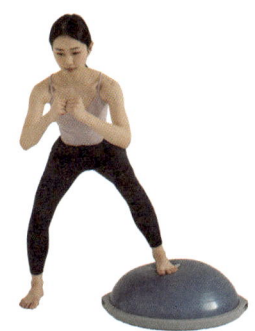
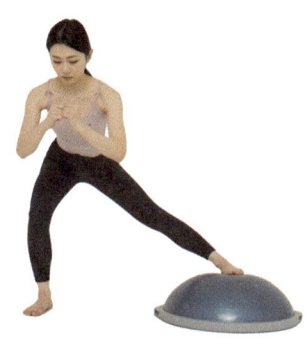

1. 보수를 옆에 놓고 한쪽 다리를 올리고 양손을 가슴 앞에 놓고 시작 자세를 취한다.
2. 호흡을 내쉬며 보수 위에 다리는 피면서 반대쪽 다리의 무릎을 구부리며 사이드 런지를 한다.
3. 호흡을 들이마시며 시작 자세로 돌아와 5~10회 반복 후 반대쪽 방향을 실시한다.

Tip 보수 위에 다리의 내전근을 스트레칭 시키면서 무게 중심을 뒤쪽으로 빼면서 실시한다.

사이드 스쿼트 푸시 어웨이 (Side Squat Push Away)

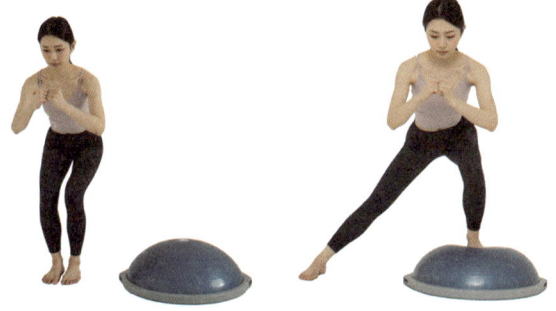

1. 보수를 옆에 놓고 다리와 양손을 모으고 서서 시작 자세를 취한다.
2. 호흡을 내쉬며 한쪽 다리를 들어 보수를 딛고 무릎을 구부리며 사이드 런지를 한다.
3. 호흡을 들이마시며 시작 자세로 돌아와 5~10회 반복 후 반대쪽 방향을 실시한다.

Tip 발목의 안정성을 유지하면서 무게 중심을 옆으로 이동시키며 실시한다.

l 레터럴 런지 & 니 업 (Lateral Lunge & Knee Up)

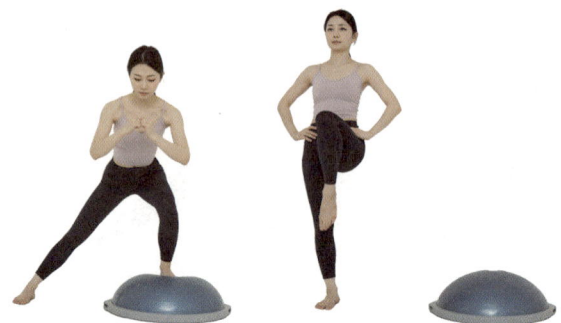

1. 보수 위에 한쪽 다리를 올리고 사이드 런지를 한 상태에서 시작 자세를 취한다.
2. 호흡을 내쉬며 보수 위에 구부리고 있던 다리로 보수를 밀어 내면서 무릎을 위로 들어 올린다.
3. 호흡을 들이마시며 시작 자세로 돌아와 5~10회 반복 후 반대쪽 방향을 실시한다.

Tip 하체 근력과 동시에 장요근을 강화시켜주며 균형감각능력 향상에 효과적인 운동이다.

l 레터럴 스텝 니 업 (Lateral Step Knee Up)

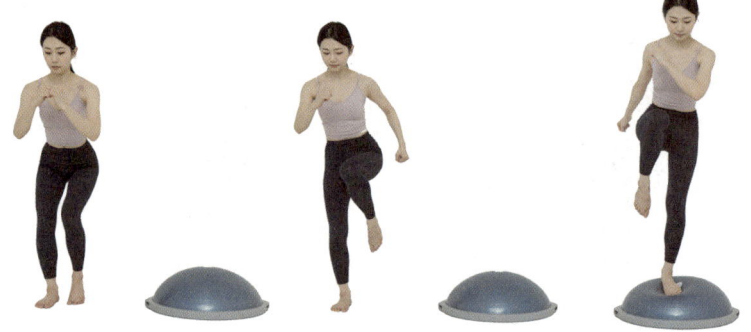

1. 팔꿈치를 구부리고 양손을 들고 한쪽 다리를 들고 보수 옆에 서서 시작 자세를 취한다.
2. 호흡을 내쉬며 들고 있던 다리로 보수를 딛으며 반대쪽 다리의 무릎을 구부리며 끌어 올린다.
3. 호흡을 들이마시며 시작 자세로 돌아와 5~10회 반복 후 반대쪽 방향을 실시한다.

Tip 달리기들 하듯이 두 다리를 번갈아 가면서 무릎을 들어 올리고 팔을 앞뒤로 움직이며 실시한다.

스플릿 스쿼트 오벌스 (Split Squat Overs)

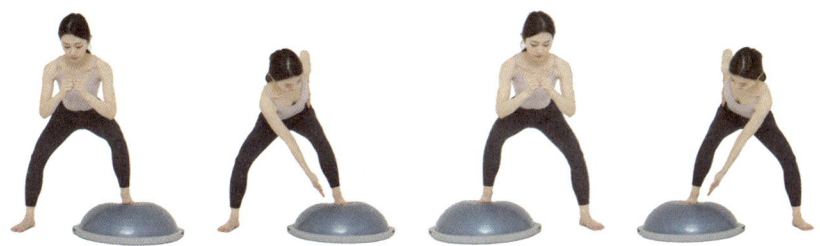

1. 보수 위에 한쪽 다리를 올리고 스쿼트 자세에서 반대쪽 손으로 보수를 터치하고 시작 자세를 취한다.
2. 호흡을 내쉬며 구부리고 있던 양쪽 무릎을 펴면서 옆으로 점프해서 착지하면서 반대쪽 손으로 보수를 터치한다.
3. 호흡을 들이마시고 내쉬며 반대쪽 방향으로 실시하고 번갈아 가면서 5~10회 반복해서 실시한다.

> **Tip** 상·하체의 협응력 및 순발력을 향상시키는데 효과적인 동작이다.

플립 스위치 스쿼트 (Flib Switch Squat)

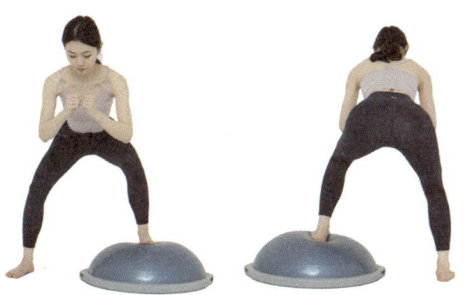

1. 보수 위에 한쪽 다리를 올리고 스쿼트 자세로 양손을 모으고 시작 자세를 취한다.
2. 호흡을 내쉬며 점프 해서 180도 회전 하면서 다리와 방향을 바꾸어 스쿼트를 실시한다.
3. 호흡을 들이마시고 내쉬며 5~10회 반복해서 실시한다.

> **Tip** 회전과 점프를 통한 균형감각능력 향상 및 순발력 향상에 효과적인 운동이다.

어크로스 버티컬 점프 (Across Vertical Jump)

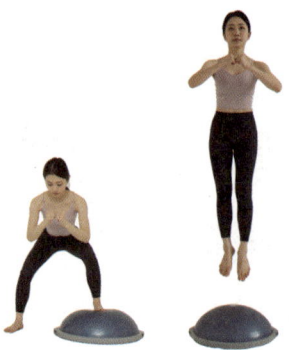

1. 보수 위에 한쪽 발을 올리고 무릎을 구부려 스쿼트 자세를 취하고 시작 자세를 취한다.
2. 호흡을 내쉬며 보수 위에 다리로 밀어내며 무릎을 피면서 두 다리를 모아 힘껏 점프를 한다.
3. 호흡을 들이마시며 시작 자세로 돌아와 3~5회 반복해서 실시하고 반대쪽 방향에서 실시한다.

Tip 동작이 익숙해지면 좌우 번갈아가면서 실시한다.

더블 점프 스틱 (Double Jump Stick)

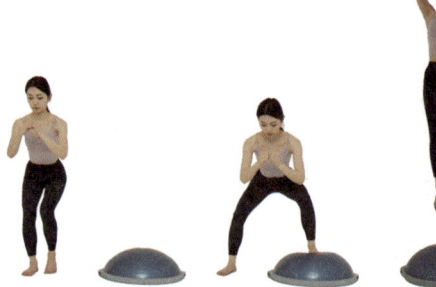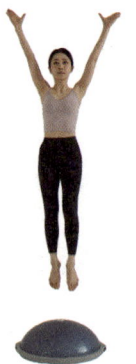

1. 보수를 옆에 놓고 두 무릎을 모으고 구부린 상태에서 시작 자세를 취한다.
2. 호흡을 내쉬며 옆으로 다리를 벌려 한쪽 다리를 보수 위에 올린다.
3. 호흡을 짧게 들이마시고 내쉬며 구부렸다 피면서 다리는 모으고 두 팔은 위로 길게 뻗으면서 점프한다.
4. 호흡을 들이마시며 무릎을 구부리며 보수 위에 착지하고 반복해서 실시한다.

Tip 보수 위에 발을 딛는 순간 바로 무릎을 구부려 위로 점프 한다.

런 & 터치 (Run & Touch)

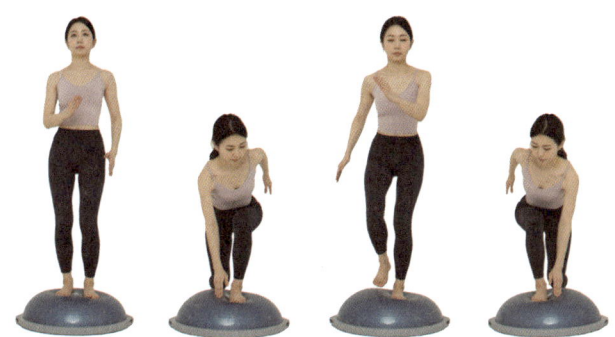

1. 보수 위에 올라서서 가볍게 달리기 뛰듯이 시작 자세를 취한다.
2. 호흡을 하면서 가볍게 보수 위를 3~4회 뛰고 뒤쪽으로 내려와 한쪽 손으로 보수 위를 터치한다.
3. 호흡을 들이마시며 다시 보수 위로 올라 반복하며 터치하는 손은 양쪽 번갈아가면서 실시한다.

Tip 워밍업에 달리기를 하는 동안 신호가 있을 때만 터치하게 하면 순발력 훈련에 효과적인 동작이다

레터럴 점핑 (Lateral Jumping)

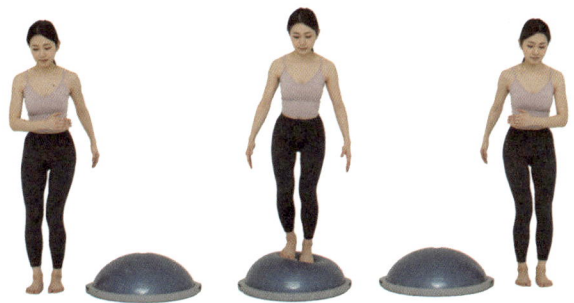

1. 보수의 한쪽 옆에 바른 자세로 서서 시작 자세를 취한다.
2. 호흡을 내쉬며 옆으로 점프해서 양 발을 보수 위에 올리며 착지 한다.
3. 호흡을 들이마시고 내쉬며 반대쪽 방향으로 점프해서 착지한다.

Tip 보수를 기준으로 옆으로 점프하면서 양옆을 넘어 다니면서 실시한다.

어라운드 보수 점프 (Around Bosu Jump)

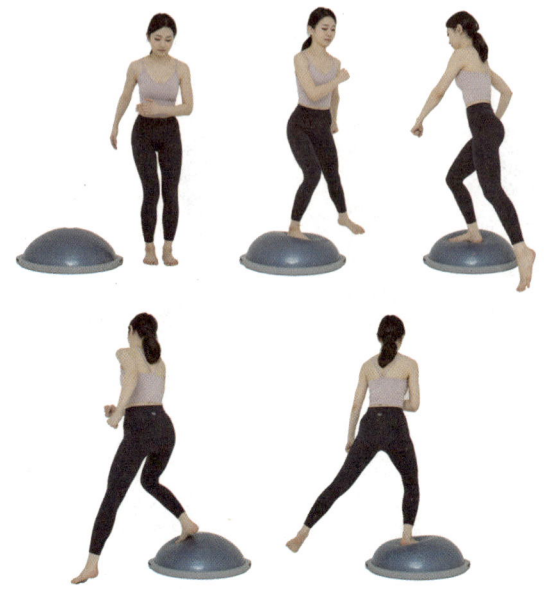

1. 보수 한쪽 옆에 바른 자세로 서서 시작 자세를 취한다.
2. 보수를 중심으로 원을 그리듯이 옆으로 점프 하면서 한쪽 발로 보수를 딛는다.
3. 호흡을 들이마시며 시계방향으로 돌면서 착지하고 반복해서 실시한다.

> **Tip** 보수를 기준으로 시계처럼 12가지 방향으로 실시하며 시작 위치가 되면 반대쪽 방향으로 회전하며 실시한다.

베이스 스쿼트 (Biased Squat)

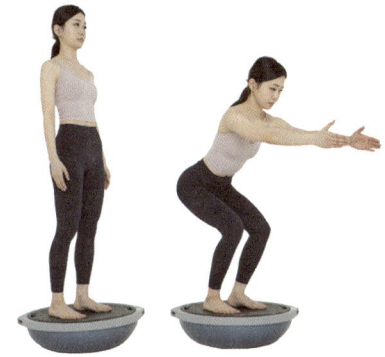

1. 보수를 뒤집어 놓고 위에 척추를 정렬하여 올라서서 시작 자세를 취한다.
2. 호흡을 내쉬며 양손을 가슴 앞으로 들어 올리면서 동시에 무릎을 구부리며 풀 스쿼트를 한다.
3. 호흡을 들이마시며 시작 자세로 돌아와 5~10회 반복해서 실시한다.

Tip 앉는 깊이를 단계별로 조절하면서 천천히 시작해서 점진적으로 속도를 높여 풀 스쿼트를 한다.

베이스 오버헤드 스쿼트 (Biased Overhead Squat)

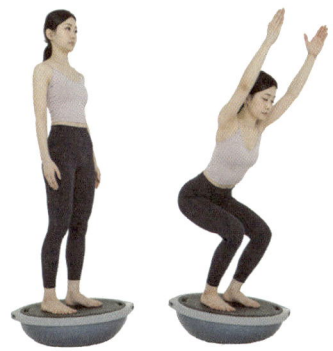

1. 보수를 뒤집어 놓고 위에 올라서서 무릎을 살짝 구부리고 시작 자세를 취한다.
2. 호흡을 내쉬며 양손을 머리 위로 들어 올리면서 동시에 무릎을 구부리며 스쿼트를 한다.
3. 호흡을 들이마시며 시작 자세로 돌아와 5~10회 반복해서 실시한다.

Tip 척추의 정렬과 골반의 균형을 유지하며 무릎은 발끝을 넘어와 풀 스쿼트를 한다.

굿 모닝 (Good Mornings)

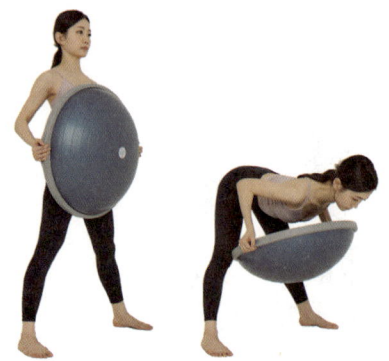

1. 보수를 양손으로 잡고 골반 앞에 들고 서서 시작 자세를 취한다.
2. 호흡을 내쉬며 보수를 들고 상체에 붙인 상태로 숙여 다리와 직각이 되도록 한다.
3. 호흡을 들이마시며 시작 자세로 돌아와 5~10회 반복해서 실시한다.

Tip 무릎을 구부리지 말고, 척추의 정렬을 유지한 상태로 실시한다.

암 레이즈 버피 (Arm Raise Burpee)

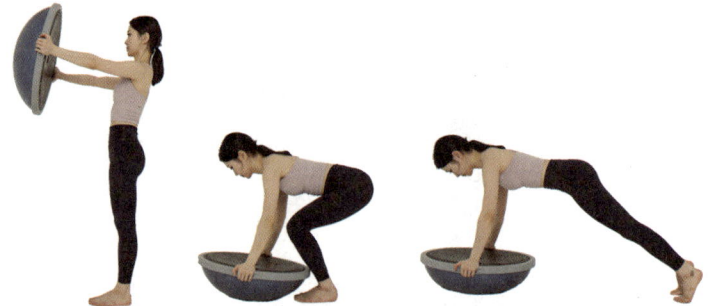

1. 보수를 양손으로 잡고 가슴 앞에 들어 올린 상태로 서서 시작 자세를 취한다.
2. 호흡을 내쉬며 들고 있던 보수를 바닥에 놓고 무릎을 구부려 앉아 뒤로 점프해서 푸시업 자세를 만든다.
3. 호흡을 들이마시며 시작 자세로 돌아와 5~10회 반복해서 실시한다.

Tip 보수를 활용하면 일반 버피 보다 상/하체의 균형 능력 향상에 더 효과적이다.

버피 푸시업 (Burpee Push Up)

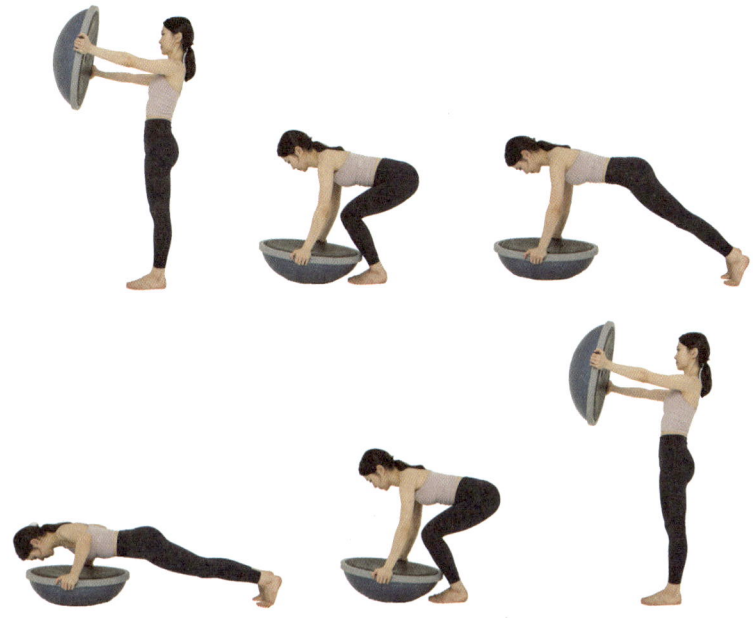

1. 보수를 양손으로 잡고 가슴 앞에 들어 올린 상태로 서서 시작 자세를 취한다.
2. 호흡을 내쉬며 들고 있던 보수를 바닥에 놓고 무릎을 구부려 앉아 뒤로 점프해서 팔꿈치를 접어 푸시업을 한다.
3. 호흡을 들이마시며 역순으로 시작 자세로 돌아와 5~10회 반복해서 실시한다.

Tip 동작을 하는 동안 좌/우 균형을 유지하며 척추의 정렬을 유지하며 실시한다.

푸시 프레스 (Push Press)

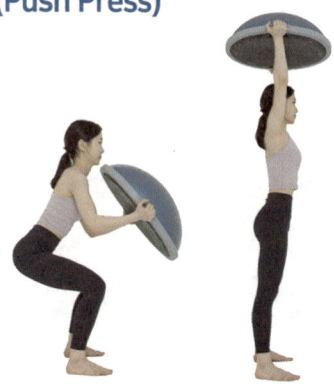

1. 보수를 잡고 팔꿈치를 구부려 얼굴 앞에 들고 무릎을 구부린 상태로 시작 자세를 취한다.
2. 호흡을 내쉬며 구부리고 있던 무릎을 피면서 동시에 머리 위로 보수를 들어 올린다.
3. 호흡을 들이마시며 시작 자세로 돌아와 5~10회 반복해서 실시한다.

> **Tip** 무릎과 고관절의 반동을 이용해서 반복적으로 빠르게 실시해야 한다.

오버헤드 프레스 (Overhead Press)

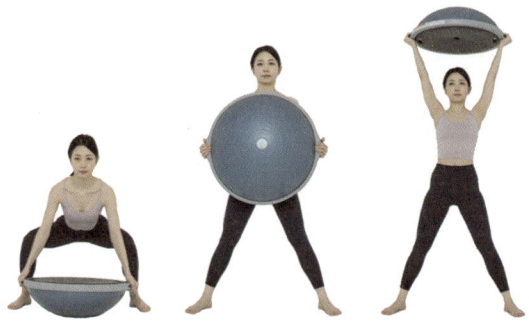

1. 두 다리를 벌리고 앉아서 보수를 뒤집어 바닥에 놓고 양손으로 잡고 시작 자세를 취한다.
2. 호흡을 내쉬며 구부리고 있던 무릎을 펴면서 보수를 머리 위로 들어 올린다.
3. 호흡을 들이마시며 시작 자세로 돌아와 5~10회 반복해서 실시한다.

> **Tip** 보수를 들어 올릴 때 몸에서 가깝게 끌어 당기면서 뻗으며 실시한다.

싱글 레그 밸런스 버피 (Single Leg Balance Burpee)

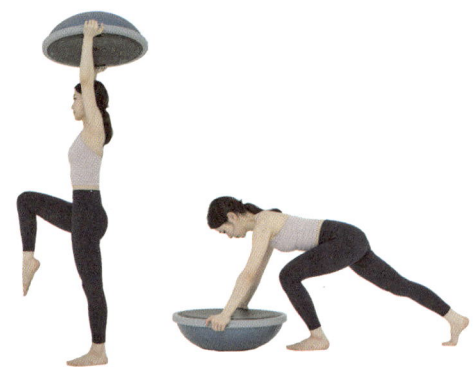

1. 보수를 양손으로 잡고 머리 위로 들고, 한쪽 다리의 무릎을 접고 들어 올리고 시작 자세를 취한다.
2. 호흡을 내쉬며 보수를 바닥으로 내려 터치하면서 동시에 들고 있던 다리를 뒤쪽으로 내린다.
3. 호흡을 들이마시며 시작 자세로 돌아와 5~10회 반복 후 반대쪽 방향을 실시한다.

> **Tip** 보수를 머리 위로 들어 올릴 때 발목부터 보수까지 일직선이 될 수 있도록 실시한다.

하프 닐링 밸런스 (Half Kneeling Balance)

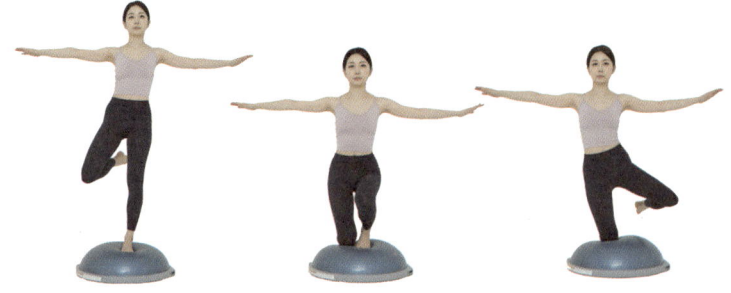

1. 보수 위에 양손을 벌리고 한쪽 다리를 들고 무릎을 구부리고 시작 자세를 취한다.
2. 호흡을 내쉬며 보수 위에 다리를 구부려 반대쪽 무릎을 보수 위에 딛는다.
3. 호흡을 들이마시고 내쉬며 보수 위에 지지하던 다리를 옆으로 벌리고 반대쪽 다리로 균형을 잡는다.
4. 호흡을 들이마시며 역순으로 시작 자세로 돌아와 5~10회 반복 후 반대쪽 방향을 실시한다.

> **Tip** 발목부터 무릎, 고관절, 상체까지 전신에 균형감각능력을 향상시키는데 도움이 되는 운동이다.

하프 닐링 힌지 밸런스 (Half Kneeling Hinge Balance)

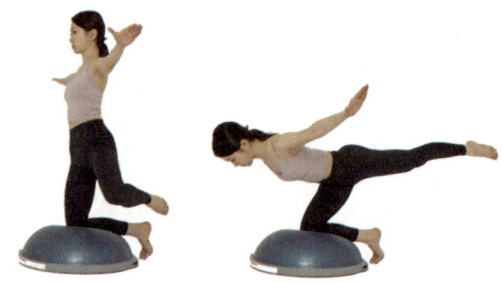

1. 보수 위에 양쪽 무릎을 구부리고 양손을 옆으로 들고 시작 자세를 취한다.
2. 호흡을 내쉬며 한쪽 무릎을 접은 상태로 들어 올려 뒤쪽으로 다리를 뻗으며 상체를 숙인다.
3. 호흡을 들이마시며 시작 자세로 돌아와 반대쪽 다리를 실시하고 번갈아가면서 반복한다.

Tip 한쪽 무릎으로 균형을 잡으며 비행기를 연상하듯이 다리를 뻗으며 상체를 숙여 균형을 잡는다.

스트라이딩 (Striding)

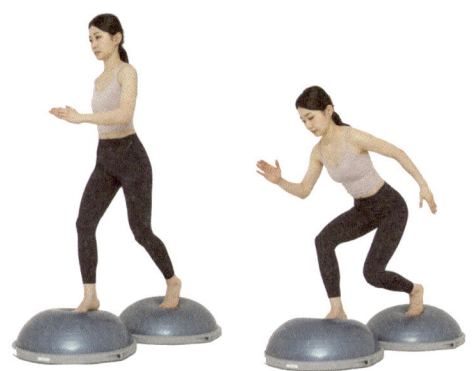

1. 두 개의 보수를 붙이고 한 쪽 다리씩 올리고 런지 자세로 시작 자세를 취한다.
2. 호흡을 내쉬며 점프 하면서 다리를 앞뒤로 교차 시켜 바꿔서 런지 자세로 착지한다.
3. 호흡을 들이마시며 시작 자세로 돌아와 반대쪽 방향을 실시하고 번갈아 반복한다.

> **Tip** 순발력과 협응력 향상에 효과적인 동작이다.

버피 스트라이드 (Burpee Stride)

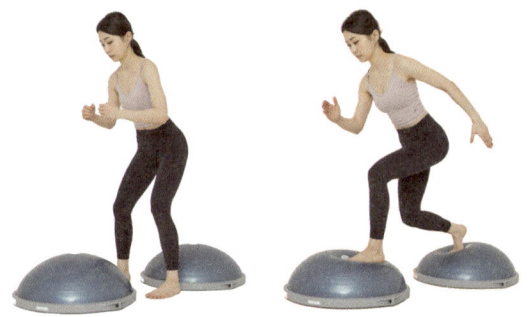

1. 보수를 앞 뒤로 놓고 스쿼트 자세로 가운데 서서 시작 자세를 취한다.
2. 호흡을 내쉬며 다리를 교차하며 점프해서 보수 위에 런지 자세로 착지한다.
3. 호흡을 들이마시며 시작 자세로 돌아와 반대쪽 방향을 실시하고 번갈아 반복한다.

> **Tip** 단계별로 보수의 거리를 벌리거나, 점프하는 높이 또는 앉는 깊이를 조절해 난이도를 조절한다.

┃ 버피 (Burpee)

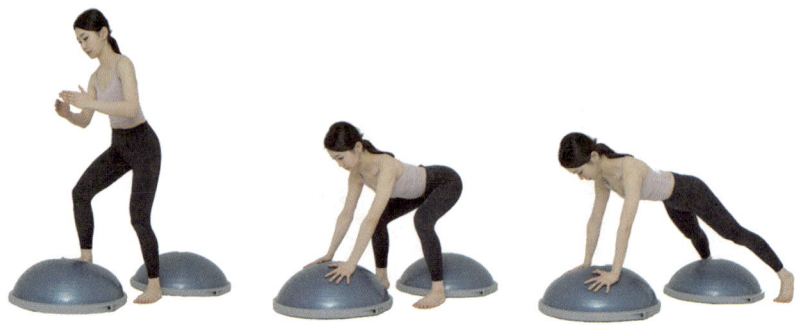

1. 보수를 앞 뒤로 놓고 스쿼트 자세로 가운데 서서 시작 자세를 취한다.
2. 호흡을 내쉬며 양손으로 보수를 누르며 두 다리를 벌려서 푸시업 자세를 취한다.
3. 호흡을 들이마시며 시작 자세로 돌아와 5~10회 반복해서 실시한다.

> **Tip** 상·하체 근력과 순발력을 향상시키는데 효과적인 운동이다.

┃ 스노우 스포츠 쇼다운 (Snow Sport Showdown)

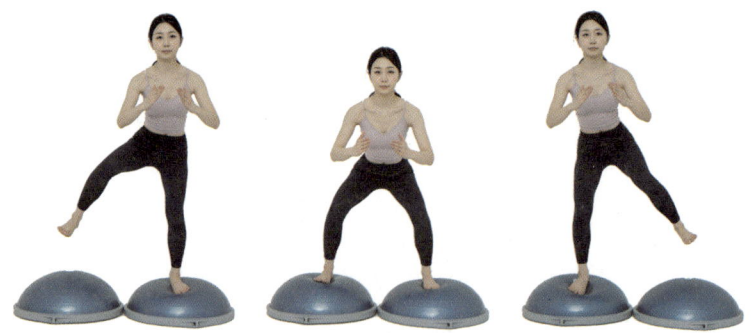

1. 보수 두개를 붙여 놓고 위에 올라서서 무릎을 살짝 구부리고 양손을 들고 시작 자세를 취한다.
2. 호흡을 내쉬며 무릎을 구부린 상태에서 좌우 번갈아 보수 위에서 한쪽다리를 들어 올린다.
3. 호흡을 들이마시며 시작 자세로 돌아와 번갈아가면서 반복해서 실시한다.

> **Tip** 골키퍼가 골을 막기 위해 준비하듯이 자세를 낮춘 상태에서 실시한다

BOSU MASTER와 함께하는
보수 필라테스
교과서 BOSU PILATES

Bosu Ball
Pilates

Bosu Master 와 함께하는
**보수 필라테스
교과서**

Part 3

보수 팟 (Bosu Pods)

BOSU MASTER와 함께하는
보수 필라테스
교과서 BOSU PILATES

보수 팟 (Bosu Pods)

힐 업 다운 (Up down Heel)

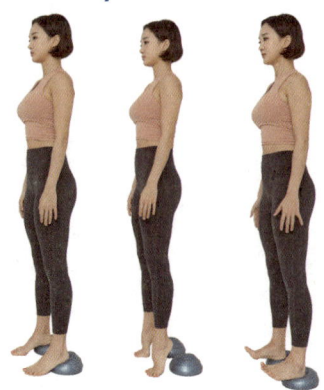

1. 골반너비 간격으로 보수팟을 뒷꿈치에 두고 올라서서 시작 자세를 취한다.
2. 호흡을 마시며 뒷꿈치를 천천히 들어 올리고 호흡을 내쉬며 뒷꿈치를 내리고 앞발을 들어 올린다.
3. 다시 앞발을 바닥에 내려놨다가 마시며 뒷꿈치를 들어 올리는 동작을 5~10회 반복 한다.

> **Tip** 종아리의 힘을 느끼며 뒷꿈치를 들어 올리는데, 이 때 골반이 앞으로 밀리고 허리가 젖혀지지 않도록 주의한다.

카프 스트레칭 (Calf stretch)

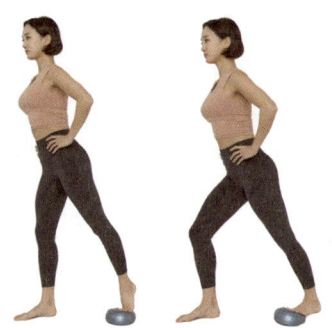

1. 한 발은 매트바닥에 두고 무릎을 살짝 구부리고 뒷발은 토(toe)부분을 보수 팟에 위치시킨다.
2. 호흡을 마시며 뒷꿈치를 천천히 들어 올리고 내쉬는 호흡에 뒷꿈치를 바닥으로 밀어낸다.
3. 호흡을 마시면서 다시 뒷꿈치를 들어 올리고 같은쪽 5~10회 반복 후 반대쪽 방향을 시행한다.

> **Tip** 허리가 과도하게 젖혀지지 않고 뒷다리와 몸이 사선으로 직선을 그리도록 한다.

▎스탠딩 롤다운 (Standing Roll down)

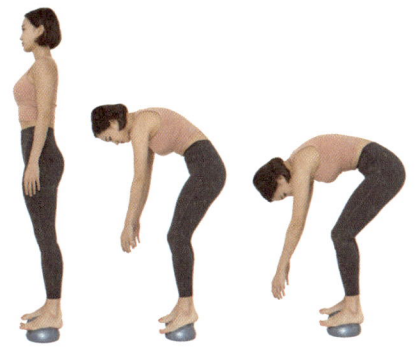

1. 골반너비 간격으로 보수팟을 두고 올라서서 시작자세를 취한다.
2. 호흡을 내쉬며 천천히 머리부터 척추를 분절하며 내려간다.
3. 호흡을 마시고 내쉬면서 천천히 복부를 등으로 밀어내며 올라와서 시작 자세로 돌아와 5~10회 반복해서 실시한다.

> **Tip** 체중이 뒤쪽으로 밀리거나 무릎이 과도하게 펴지지 않도록 한다.

▎워킹 앤 러닝 (Walking & Running)

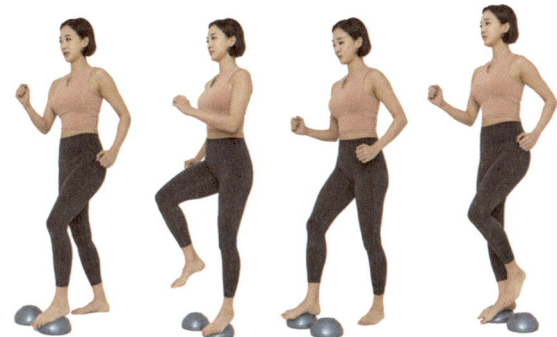

1. 골반너비 간격으로 보수팟을 두고 바닥에서 서서 시작 자세를 취한다.
2. 호흡을 내쉬며 가볍게 보수팟 위에 올라갔다 내려오고, 다시 바닥에서 보수팟으로 올라갔다 뒤로 내려온다.
3. 호흡을 들이마시며 시작 자세로 돌아와 번갈아가면서 반복해서 실시한다.

> **Tip** 팔을 가볍게 흔들고 편안한 호흡을 한다.

사이드 워킹 & 러닝 (Side Walking &Running)

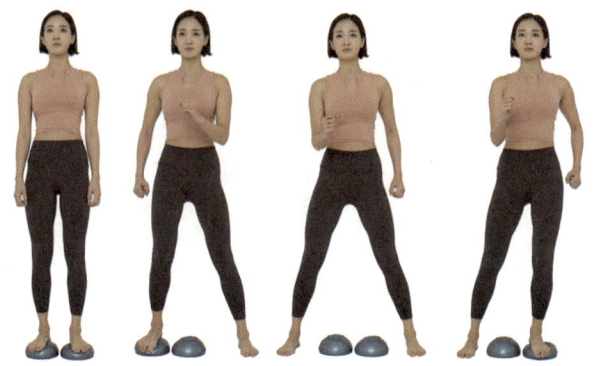

1. 골반너비로 보수팟 위에 서서 시작 자세를 취한다.
2. 호흡을 내쉬며 좌/우 한 쪽씩 다리로 바닥을 짚고 다시 올라 온다.
3. 호흡을 들이마시며 시작 자세로 돌아와 번갈아가면서 반복해서 5~10회 실시한다.

> **Tip** 앞이나 뒤가 아닌 옆으로 발을 짚으며 하체의 측면 근육들을 쓸 수 있도록 한다.

센터 사이드 터치 (Center Side Touch)

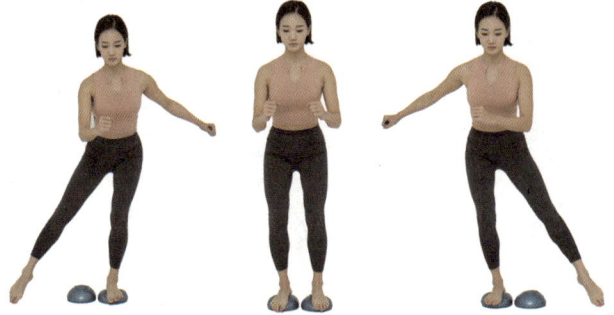

1. 어깨너비 정도로 보수팟을 위치 시키고 서서 시작 자세를 취한다.
2. 호흡을 내쉬며 한 쪽 무릎을 구부리고 힙을 뒤로 보내며 다리를 옆으로 뻗어 발끝으로 바닥을 터치한다.
3. 호흡을 들이마시며 시작 자세로 돌아와 좌/우로 번갈아가면서 반복해서 실시한다.

> **Tip** 속도 . 횟수 보다는 지지하고 있는 다리의 무릎과 힙의 자극을 느끼며 움직인다.

팟 스쿼트 (Pods Squat)

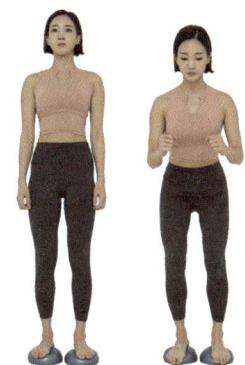

1. 어깨너비 정도로 보수팟을 위치시키고 양팔은 골반 옆에 놓고 서서 시작 자세를 취한다.
2. 호흡을 내쉬며 무릎을 구부리고 힙을 뒤로 보내며 스쿼트를 한다.
3. 호흡을 마시면서 시작자세로 돌아와 5~10회 반복한다.

> **Tip** 뒷꿈치쪽에 보수팟이 올 수 있도록 하고 앞쪽발이 떠 있는 상태로 시작하면 후면 근육에 집중할 수 있다.

사이드 런지 (Side Lunge)

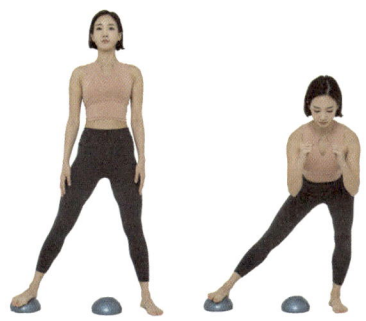

1. 보수팟 위에 한 발은 올려놓고 반대쪽 발은 매트위에 올려 놓고 서서 시작자세를 취한다.
2. 호흡을 내쉬며 보수팟을 짚은 다리의 무릎을 구부리며 앉았다 일어나면서 상체 중심을 두 다리 사이에 둔다.
3. 호흡을 들이마시며 시작자세로 돌아와 보수를 짚은 무릎을 구부리며 5~10회 반복한다.

> **Tip** 보수팟 위에 다리의 내전근을 스트레칭 시키면서 무게 중을 뒤쪽으로 빼면서 실시한다.

사이드 런지 & 원레그 밸런스 (Side Lunge & One Leg Balance)

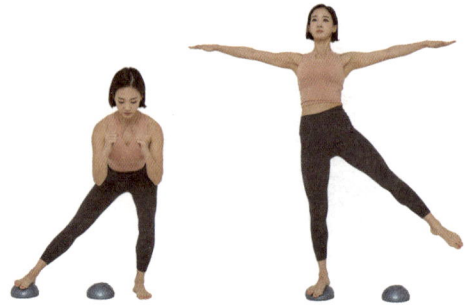

1. 보수팟 위에 한 발은 길게 뻗어 올려놓고 바닥을 짚은 다리는 무릎을 구부리고 앉아 시작 자세를 취한다.
2. 호흡을 내쉬며 천천히 일어나면서 양팔을 옆으로 뻗어주고 상체 중심을 보수팟을 짚은 다리로 이동한다.
3. 호흡을 들이마시며 시작 자세로 돌아와 번갈아가면서 5~10회 반복한다.

> **Tip** 체중 이동에 대한 이해력을 높이고 머리와 상체 중심에 집중한다.

스텐드 앵클 스트레칭 (Stand Ankle Streching)

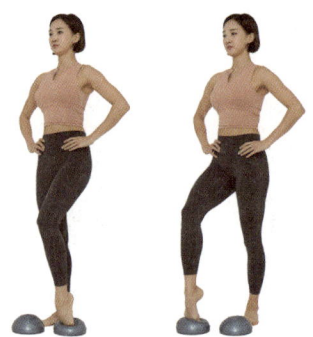

1. 보수팟 위에 한쪽 발등을 올리고 양손은 골반을 잡고 시작 자세를 취한다.
2. 호흡을 자연스럽게 하면서 발등을 앞쪽으로 누르며 스트레칭한다.
3. 호흡을 5~10회 하면서 양쪽 발목을 번갈아가면서 30초에서 1분간 실시한다.

> **Tip** 골반이 틀어지지 않게 자세유지하면서 발목 부상 예방을 위해 가볍게 움직이며 실시한다.

닐링 앵클 스트레칭 (Kneeling Streching)

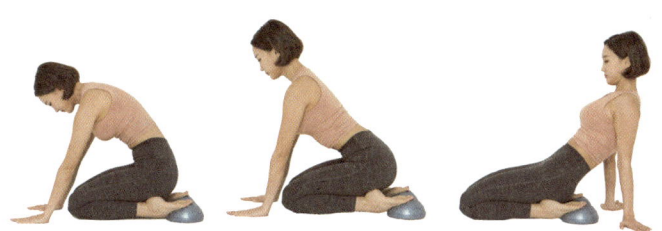

1. 보수팟에 양쪽 발등을 올리고 손은 바닥을 짚어서 흉추를 둥글게 말아 시작 자세를 취한다.
2. 호흡을 내쉬면서 척추를 분절하여 상체를 곧게 편 상태로 발등을 누르며 실시한다.
3. 호흡을 마시고 내쉬면서 상체를 뒤쪽으로 보냄과 동시에 양손을 보수팟 뒤를 지탱하며 30초에서 1분간 스트레칭한다.

> **Tip** 발목이 과도하게 꺾이지 않도록 주의하며 실시한다.

힙플렉서 스트레칭 (Hip flexor stretc)

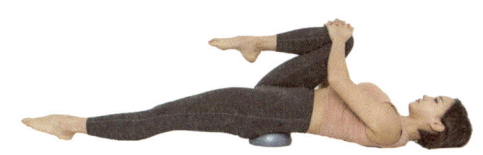

1. 꼬리뼈에 보수팟을 좌/우로 놓고 누워서 한쪽다리를 접어 양손으로 잡은 상태로 시작 자세를 취한다.
2. 호흡을 내쉬며 잡고 있던 한쪽 무릎을 가슴 앞으로 당기고 한쪽 다리를 쭈욱 뻗는다.
3. 호흡을 마시고 내쉬면서 편 다리의 스트레칭을 느끼며 30초에서 1분간 실시한다.

> **Tip** 어깨가 과도하게 긴장되지 않도록 바닥으로 끌어 내리며 진행한다.

스파인 스트레치 포워드 (Spine Stretch Forward)

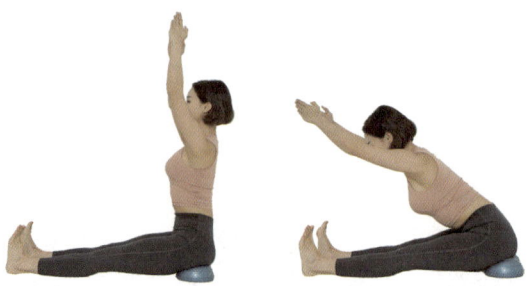

1. 좌골을 보수팟에 두고 두 다리는 펴고 발목을 당긴 상태에서 양손을 위로 들고 시작 자세를 취한다.
2. 호흡을 내쉬며 들고 있던 양 손을 척추를 곧게 피면서 길게 뻗으며 상체를 멀리 가져간다.
3. 호흡을 들이마시며 시작자세로 돌아와 5~10회 반복 실시한다.

Tip 햄스트링 유연성이 떨어진다면 보수팟에 앉아서 동작할 경우 더 수월해진다.

머메이드 (Mermaid)

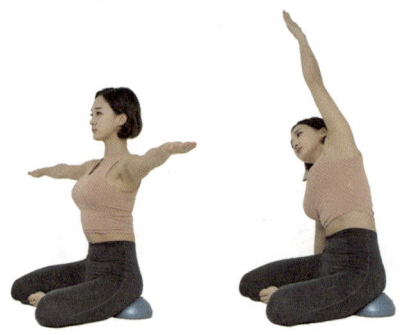

1. 좌골을 보수팟에 두고 두 다리는 Z 자로 놓고 양 팔은 벌려서 시작 자세를 취한다.
2. 호흡을 내쉬며 한쪽 손은 바닥을 짚고 반대쪽 팔을 들어 올려 상체를 측굴한다.
3. 호흡을 들이 마시며 시작 자세로 돌아와 반대쪽 방향을 실시하며 번갈아가면서 반복한다.

Tip 측면으로 멀리 밀어내며 스트레치 한다.

컬 업 (Curl up)

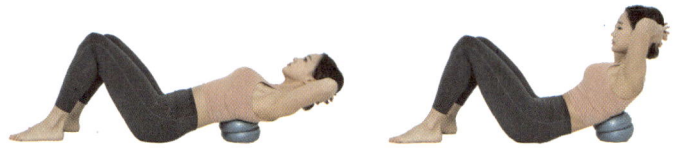

1. 보수팟을 서로 겹쳐 볼 형태로 만들어 견갑에 위치 시켜 놓고 손은 머리 뒤를 받쳐 누워 시작 자세를 취한다.
2. 호흡을 내쉬며 두 팔을 벌린 상태로 천천히 복부를 말아 상체를 들어 올린다.
3. 호흡을 들이마시며 시작 자세로 돌아가 5~10회 반복실시한다.

> **Tip** 빠른 횟수보다는 정확하고 조절력있게 움직인다.

오블리크 (Oblique)

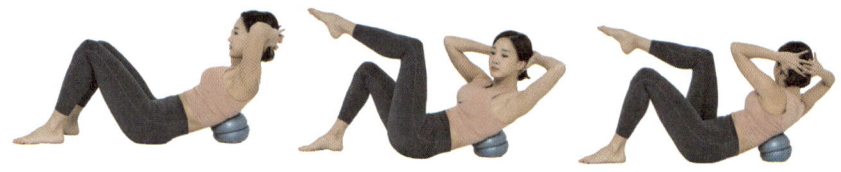

1. 보수팟을 서로 겹쳐 볼 형태로 만들어 견갑에 위치 시켜 놓고 손은 머리 뒤를 받쳐 누워 시작 자세를 취한다.
2. 호흡을 내쉬며 한쪽 무릎을 들어올리면서 동시에 몸통을 회전시켜 반대쪽 팔꿈치를 교차해 터치한다.
3. 호흡을 들이마시며 시작 자세로 돌아와 반대쪽 방향을 실시하고 번갈아 가면서 5~10회 반복한다.

> **Tip** 반동없이 상체가 회전되어 측면근육들에 자극이 올 수 있도록 실시한다.

▎싱글레그 스트레치 (Single Leg Stretch)

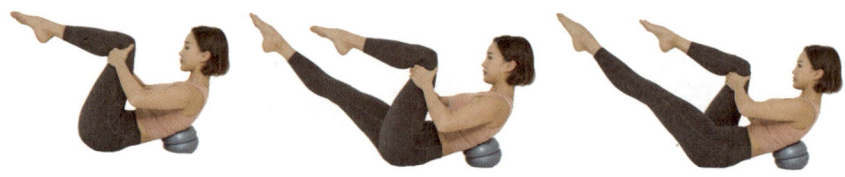

1. 보수팟을 서로 겹쳐 볼 형태로 만들어 견갑에 위치시키고 손은 두 무릎을 껴안은 상태로 시작 자세를 취한다.
2. 호흡을 내쉬며 상체를 끌어 올리며 한쪽 다리를 펴면서 동시에 반대쪽 무릎을 잡아당긴다.
3. 호흡을 마시고 내쉬면서 반대쪽 다리를 실시하며 번갈아 가면서 5~10회 반복한다.

> **Tip** 무릎을 가슴으로 당기기 보다는 상체를 더 일으켜 복부를 자극시키도록 한다.

▎더블 레그 스트레치 (Double Leg Stretch)

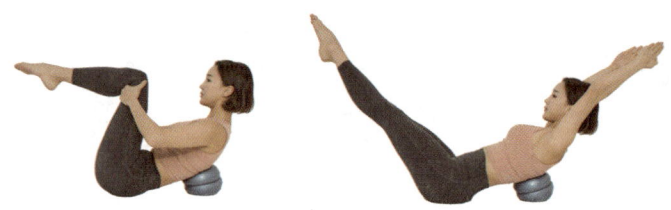

1. 보수팟을 서로 겹쳐 볼 형태로 만들어 견갑에 위치시키고 손은 두 무릎을 껴안은 상태로 시작 자세를 취한다.
2. 호흡을 내쉬며 양팔을 머리 위로 들어 올리면서 동시에 무릎을 펴서 다리를 길게 뻗는다.
3. 호흡을 들이마시며 시작 자세로 돌아와 5~10회 반복해서 실시한다.

> **Tip** 허리가 과도하게 신전 되지 않도록 파워하우스를 유지하면서 진행한다.

크리스 크로스 (Criss Cross)

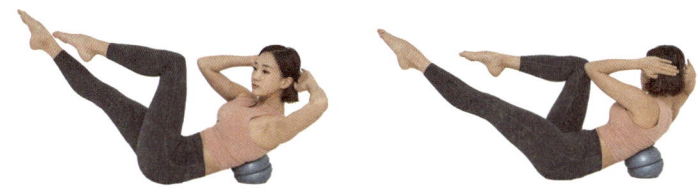

1. 보수팟을 서로 겹쳐 볼 형태로 만들어 견갑에 위치시키고 양쪽 무릎은 구부리고 손은 머리 뒤를 받쳐 누워 시작 자세를 취한다.
2. 호흡을 내쉬며 한 쪽 무릎을 끌어 당기고 반대쪽 상체를 회전해 팔꿈치와 무릎을 터치한다.
3. 호흡을 들이마시며 시작 자세로 돌아와 좌/우를 번갈아 가면서 5~10회 반복한다.

Tip 코어를 유지하면서 동시에 골반이 틀어지지 않도록 유의하면서 실시한다.

토 탭 (Toe tap)

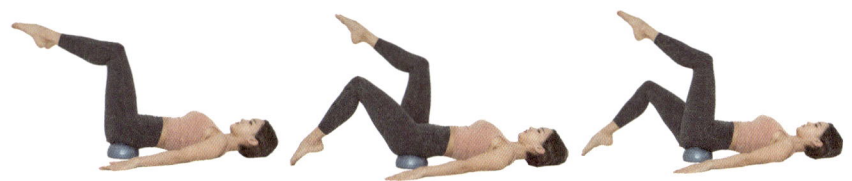

1. 꼬리뼈에 보수팟을 좌/우로 놓고 누워서 두 다리는 구부려서 들고 양손은 골반 옆에 놓은 상태로 시작 자세를 취한다.
2. 호흡을 내쉬며 구부리고 있던 무릎은 유지하며 한쪽 다리의 발끝을 내려 바닥을 터치한다.
3. 호흡을 들이마시며 시작 자세로 돌아와 반대쪽 방향을 실시하며 번갈아 가며 반복한다.

Tip 발끝이 내려갈 때 척추의 중립이 무너지지 않도록 주의하며 실시한다.

수파인 레스트 (Supine Rest)

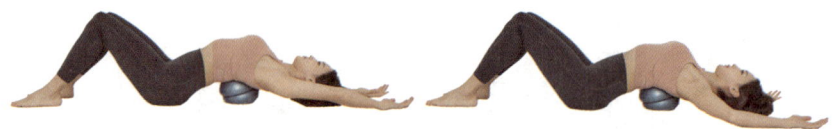

1. 보수팟을 서로 겹쳐 볼 형태로 만들어 견갑에 위치시키고 머리를 바닥에 대고 양손을 편하게 위에 뻗어 놓고 시작 자세를 취한다.
2. 호흡을 편안하게 하면서 복직근부터 온 몸에 긴장이 이완될 수 있도록 실시한다.
3. 호흡을 자연스럽게 내쉬고, 들이마시면서 30초~1분간 실시한다.

> **Tip** 무릎은 구부리거나 편 상태로 진행하되, 너무 오래 자세를 취하지 않도록 한다.

브릿지 (Bridge)

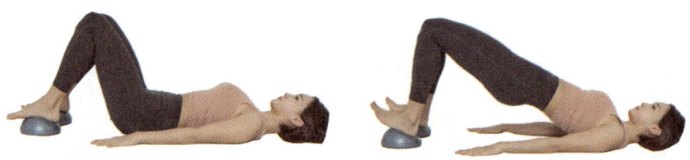

1. 바닥에 누워 무릎을 접고 발바닥을 보수팟의 돔 또는 바닥면을 지지하여 시작 자세를 취한다.
2. 호흡을 내쉬며 양손으로 바닥을 누르며 천천히 골반을 말아 엉덩이를 위로 들어 올린다.
3. 호흡을 들이마시며 시작 자세로 돌아와 5~10회 반복해서 실시한다.

> **Tip** 무릎이 벌어지거나 어깨와 상체의 힘이 풀리지 않도록 손바닥으로 바닥면을 단단히 지지한다.

싯팅 롤 업 (Sitting Roll up)

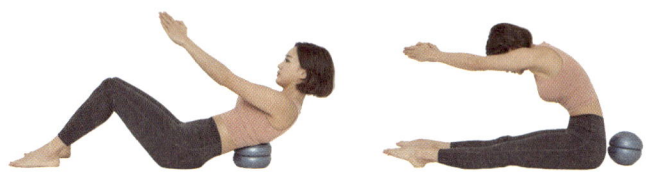

1. 보수팟을 서로 겹쳐 볼 형태로 견갑에 놓고 양 무릎은 구부리고 손은 가슴 앞에 뻗어서 시작 자세를 취한다.
2. 호흡을 내쉬며 척추를 분절하여 천천히 머리부터 말아서 상체를 올라온다.
3. 호흡을 마시며 등을 곧게 펴고 앉았다가 다시 척추를 하나하나 분리한다는 느낌으로 천천히 내려가 시작 자세로 돌아간다.

> **Tip** 목의 반동으로 전인하며 일어나지 않고 복부의 힘과 손끝을 밀어내는 힘으로 올라간다.

쏘우 (Saw)

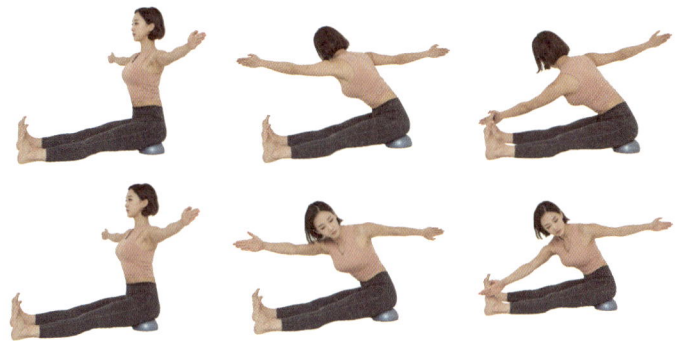

1. 좌골을 보수팟에 두고 두 다리는 펴고 발목을 당긴 상태에서 양손을 옆으로 뻗어서 시작 자세를 취한다.
2. 호흡을 내쉬며 시선과 함께 양팔을 벌린 상태에서 시선과 몸통을 한쪽 방향으로 회전 시킨다.
3. 호흡을 들이마시고 내쉬며 상체를 숙이며 동시에 앞쪽에 손을 뻗으며 뒤쪽 손을 들어올린다.
4. 호흡을 들이마시며 시작 자세로 돌아와 반대쪽 방향을 실시하며 번갈아 가며 반복한다.

> **Tip** 골반의 정렬이 흔들리지 않도록 주의하며 진행한다.

하프롤백 & 원암 로테이션 (Half Roll Back & One Arm Rotation)

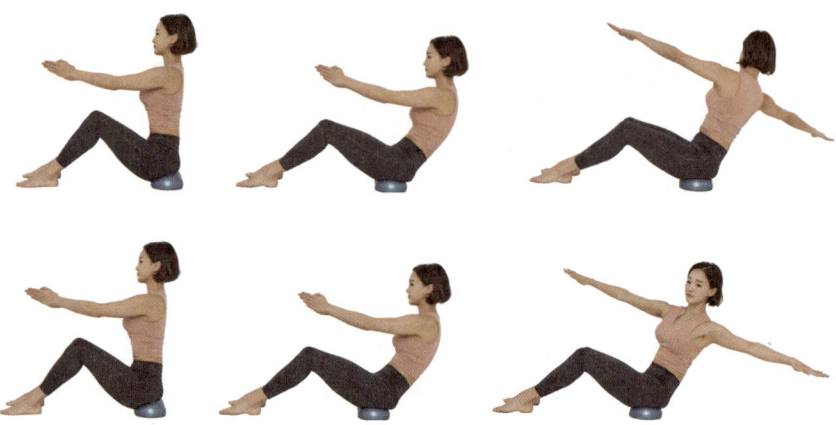

1. 보수팟을 좌골 아래 놓고 무릎을 구부려 세우고 앉아 두팔을 가슴 앞에 뻗어 시작 자세를 취한다.
2. 호흡을 내쉬며 한쪽 손을 벌리면서 롤백하여 몸통을 한쪽 방향으로 회전 시킨다.
3. 호흡을 들이마시며 시작 자세로 돌아와 반대쪽 방향으로 회전 하면서 실시한다.

Tip 어깨가 거상되거나 팔만 회전 방향으로 가지 않고 몸통 전체가 회전 할 수 있도록 한다.

사이드 힙 어브덕션 (Hip Abduction)

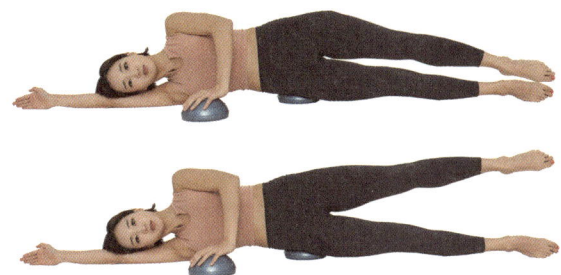

1. 옆으로 누워 보수팟을 골반측면 아래 볼록 나온 대전자에 놓고 나머지 손은 어깨 앞쪽에 보수팟을 짚고 시작 자세를 취한다.
2. 호흡을 내쉬며 척추의 정렬을 유지하며 손으로 보수팟을 누르며 위쪽 다리를 천천히 들어 올린다.
3. 호흡을 들이마시며 시작자세로 돌아와 반복 후 반대쪽 방향을 실시한다.

> **Tip** 과도하게 어깨가 긴장상태가 되지 않도록 하고, 골반의 정렬을 주의하며 실시한다.

이너 싸이 (Inner Thigh)

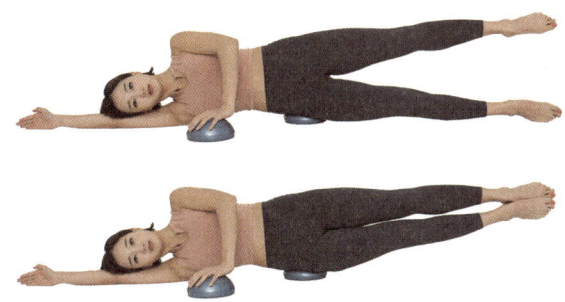

1. 옆으로 누워 보수팟을 골반측면 아래 볼록 나온 대전자에 놓고 나머지 손은 어깨 앞쪽에 보수팟을 짚고 위쪽 다리를 들어 올리고 시작 자세를 취한다.
2. 호흡을 내쉬며 허벅지 안쪽 힘을 느끼면서 아래쪽에 위치한 다리를 위로 들어올린다.
3. 호흡을 들이마시며 시작 자세로 돌아와 5~10회 반복 후 반대쪽 방향을 실시한다.

> **Tip** 다리를 들어올릴 때 몸의 축이 무너지거나 강하게 흔들리지 않도록 주의한다.

사이드 시저 (Side scissors)

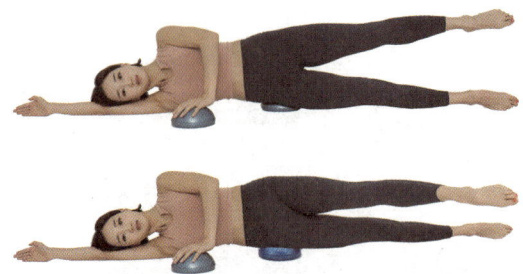

1. 옆으로 누워 보수팟을 골반측면 아래 볼록 나온 대전자에 놓고 나머지 손은 어깨 앞쪽에 보수팟을 짚고 다리를 길게 뻗어 시작 자세를 취한다.
2. 호흡을 내쉬며 손으로 보수팟을 누르면서 위쪽 다리는 앞으로, 아래쪽 다리는 뒤로 교차하며 뻗는다.
3. 호흡을 들이마시고 시작 자세로 돌아와 교차 시키면서 5~10회 실시 후 방향을 바꿔서 실시한다.

Tip 다리를 교차할 때 골반이 넘어가지 않도록 주의하며 실시한다.

사이드 라잉 푸시업 (Side Lying Push Up)

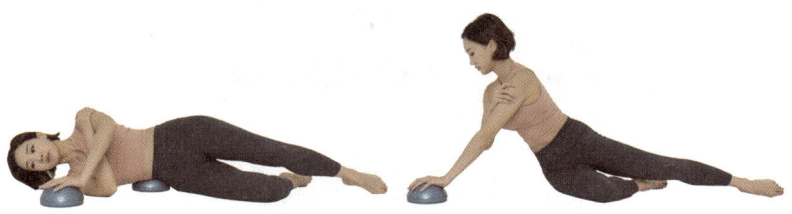

1. 옆으로 누워 골반 위쪽에 보수팟 하나를 두고, 나머지 하나는 어깨 앞쪽에 팔꿈치가 ㄱ자가 되는 위치에 놓고 손이 교차되도록 어깨를 잡아 시작 자세를 취한다.
2. 마시고 내쉬는 호흡에 손을 짚은 보수팟을 밀어내며 시선과 함께 몸통을 회전시킨다.
3. 호흡을 들이마시며 시작 자세로 돌아와 5~10회 반복 후 반대쪽 방향을 실시한다.

Tip 어깨 거상이 되지 않도록 끌어내리며 실시한다.

▌닐링 스쿼트 (Kneeling Squat)

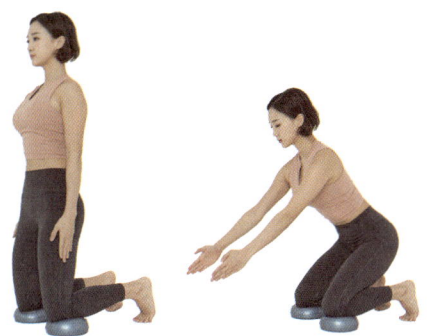

1. 무릎 아래 보수팟을 두고 발끝을 바닥에 놓고 엉덩이를 세우고 앉아 시작 자세를 취한다.
2. 호흡을 내쉬며 손끝을 앞쪽으로 길게 뻗으면서 고관절을 구부려 내려간다.
3. 호흡을 들이마시며 시작 자세로 돌아와 5~10회 반복 실시한다.

Tip 밸런스 난이도를 높일 때에는 시작 자세에서 발등을 들어 올린 상태에서 진행한다.

▌타이 스트레치 (Thigh Stretch)

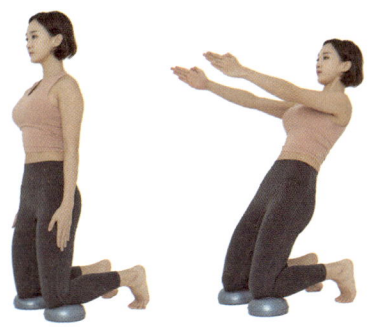

1. 무릎 아래 보수팟을 두고 엉덩이를 세워서 앉고, 손은 골반 옆에 놓고 시작 자세를 취한다.
2. 호흡을 내쉬며 양손을 가슴 앞으로 올리며 골반을 피면서 상체를 뒤로 기울인다.
3. 호흡을 들이마시며 시작 자세로 돌아와 5~10회 반복 실시한다.

Tip 허리가 과신전 되지 않도록 엉덩이와 햄스트링에 집중하며 움직인다.

버드독 (Bird dog)

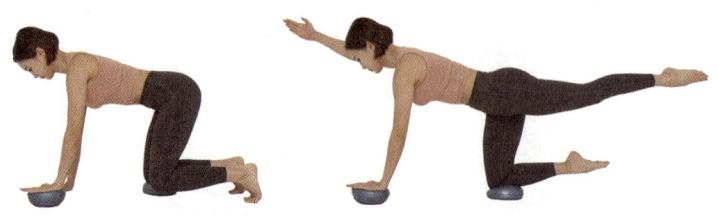

1. 보수팟을 하나는 무릎 아래에 놓고, 또 하나는 손바닥으로 누르고 시작 자세를 취한다.
2. 호흡을 내쉬며 한쪽 팔과 대각선에 위치한 다리를 동시에 앞과 뒤로 뻗는다.
3. 호흡을 들이마시며 시작 자세로 돌아와 반대쪽 방향을 실시하고 번갈아 가며 반복한다.

> **Tip** 팔과 다리를 길게 뻗어주되, 허리가 과신전 되지않도록 주의하면서 실시한다.

푸시업 (push up)

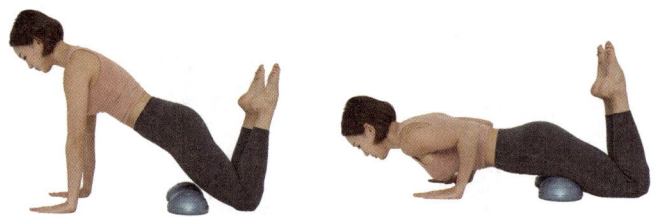

1. 보수팟을 허벅지 아래에 놓고 무릎을 구부려 발을 들고 푸시업 자세로 시작자세를 취한다.
2. 호흡을 내쉬며 팔꿈치를 구부리며 천천히 몸통을 매트 쪽으로 내려간다.
3. 호흡을 들이마시며 팔꿈치를 신전하여 시작 자세로 돌아와 반복해서 실시한다.

> **Tip** 보수팟이 지렛대 역할을 해주기 때문에 프렙 동작으로 푸시업을 진행할 수 있다.

사이드 닐링 레그 킥 (Side Kneeling Leg Kick)

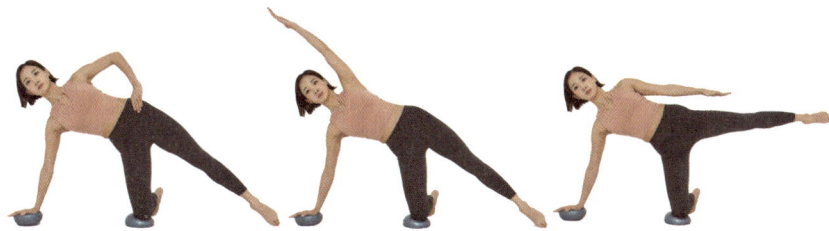

1. 보수팟을 하나는 무릎 아래에 놓고, 또 하나는 손바닥으로 지지하고 반대 손을 골반 위에 놓아준 뒤 옆으로 기대어 반대쪽 다리를 길게 뻗어 매트 위에 두고 시작 자세를 취한다.
2. 호흡을 내쉬며 골반 위에 있던 손을 위로 올렸다가 내리면서 동시에 매트 위에 있던 다리를 길게 뻗어 들어 올린다.
3. 호흡을 들이마시며 시작 자세로 돌아와 5~10회 반복 후 반대쪽 다리를 실시한다.

> **Tip** 몸의 정렬이 무너지지 않도록 주의하면서 측면근육들을 강화할 수 있도록 한다.

사이드 밴드 (Side bend)

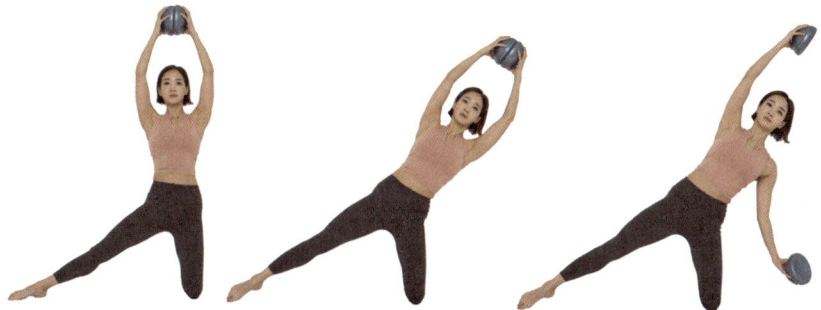

1. 보수팟을 서로 겹쳐 볼 형태로 만들어 양 손으로 잡아 위로 들고, 한쪽 다리는 무릎을 대고, 반대쪽 다리는 옆으로 뻗어 시작 자세를 취한다.
2. 호흡을 내쉬며 척추의 정렬을 유지하면서 천천히 옆으로 상체를 기울인다.
3. 호흡을 들이마시며 뻗은 다리 반대손을 바닥으로 내렸다가 다시 팔과 상체를 모아 시작자세로 돌아와 번갈아 가며 5~10회 반복 한다.

> **Tip** 목의 반동으로 전인하며 일어나지 않고 복부의 힘과 손 끝을 밀어내는 힘으로 올라온다.

l 사이드 스트레치 & 오블리크 (Side stretch Oblique)

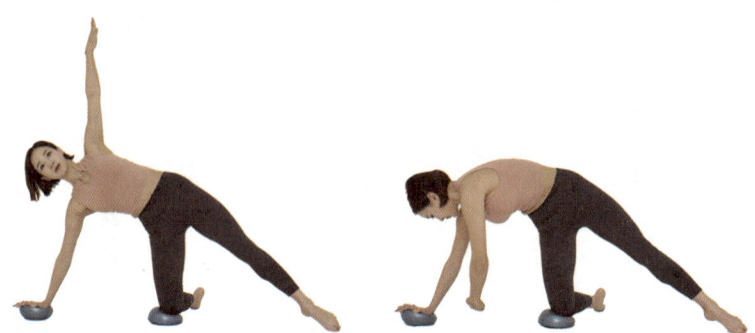

1. 보수팟을 하나는 무릎 아래에 놓고, 또 하나는 손바닥으로 지지하고 옆으로 기대어 반대편 팔과 다리는 길게 뻗어 시작 자세를 취한다.
2. 호흡을 내쉬며 들어 올리고 있던 팔을 아래쪽 겨드랑이로 내리면서 몸통을 회전시킨다.
3. 호흡을 들이마시며 시작 자세로 돌아와 번갈아 가면서 5~10회 반복한다.

> **Tip** 좌/우 균일하게 회전 시킬 수 있도록 골반의 정렬을 유지하며 진행한다.

l 백 익스텐션 (Back Extension)

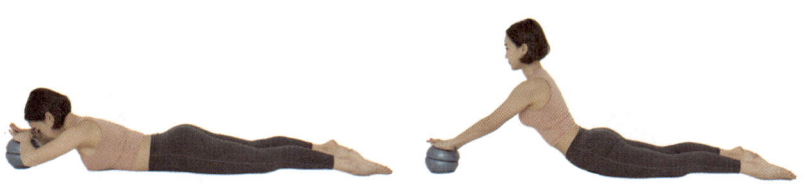

1. 보수팟을 서로 겹쳐 볼 형태로 만들어 얼굴 앞면 바닥에 어깨너비 정도로 두고 엎드려 시작 자세를 취한다.
2. 호흡을 내쉬며 손바닥으로 보수팟을 누르면서 천천히 상체를 일으킨다.
3. 호흡을 들이마시며 시작 자세로 돌아와 5~10회 반복한다.

> **Tip** 머리를 과도하게 들어 허리가 꺾이지 않도록 주의한다.

스완 & 다이브 (Swan & Dive)

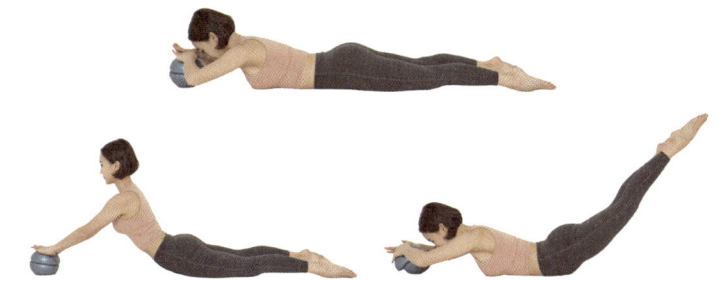

1. 보수팟을 서로 겹쳐 볼 형태로 만들어 이마 아래 두고 엎드려 시작 자세를 취한다.
2. 호흡을 내쉬며 양손으로 보수팟을 누르는 동시에 팔꿈치를 피면서 상체를 들어 올린다.
3. 호흡을 들이마시며 팔꿈치를 구부리며 시작 자세로 돌아와 두 다리를 위로 들어 올린다.
4. 호흡을 내쉬며 시작 자세로 돌아와 5~10회 반복해서 실시한다.

Tip 허리가 약하다면 무리하지 않고 익스텐션 동작을 실시한 뒤에 진행한다.

힙 리프트 (Hip lift)

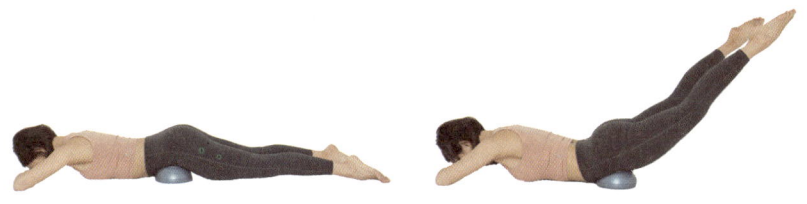

1. 보수팟을 골반에 대고 엎드려서 팔꿈치를 구부려 바닥에 놓고 두 다리를 길게 뻗어 시작 자세를 취한다.
2. 호흡을 내쉬며 둔근에 힘을 주어 두 다리를 위로 천천히 들어 올린다.
3. 호흡을 내쉬며 시작 자세로 돌아와 5~10회 반복해서 실시한다.

Tip 허리에 무리가 오는 경우 다리 높이를 조절하고 둔근의 힘으로 들어 올릴 수 있도록 진행한다.

부록

Bosu Ball Pilates

Bosu Master 와 함께하는
**보수 필라테스
교과서**

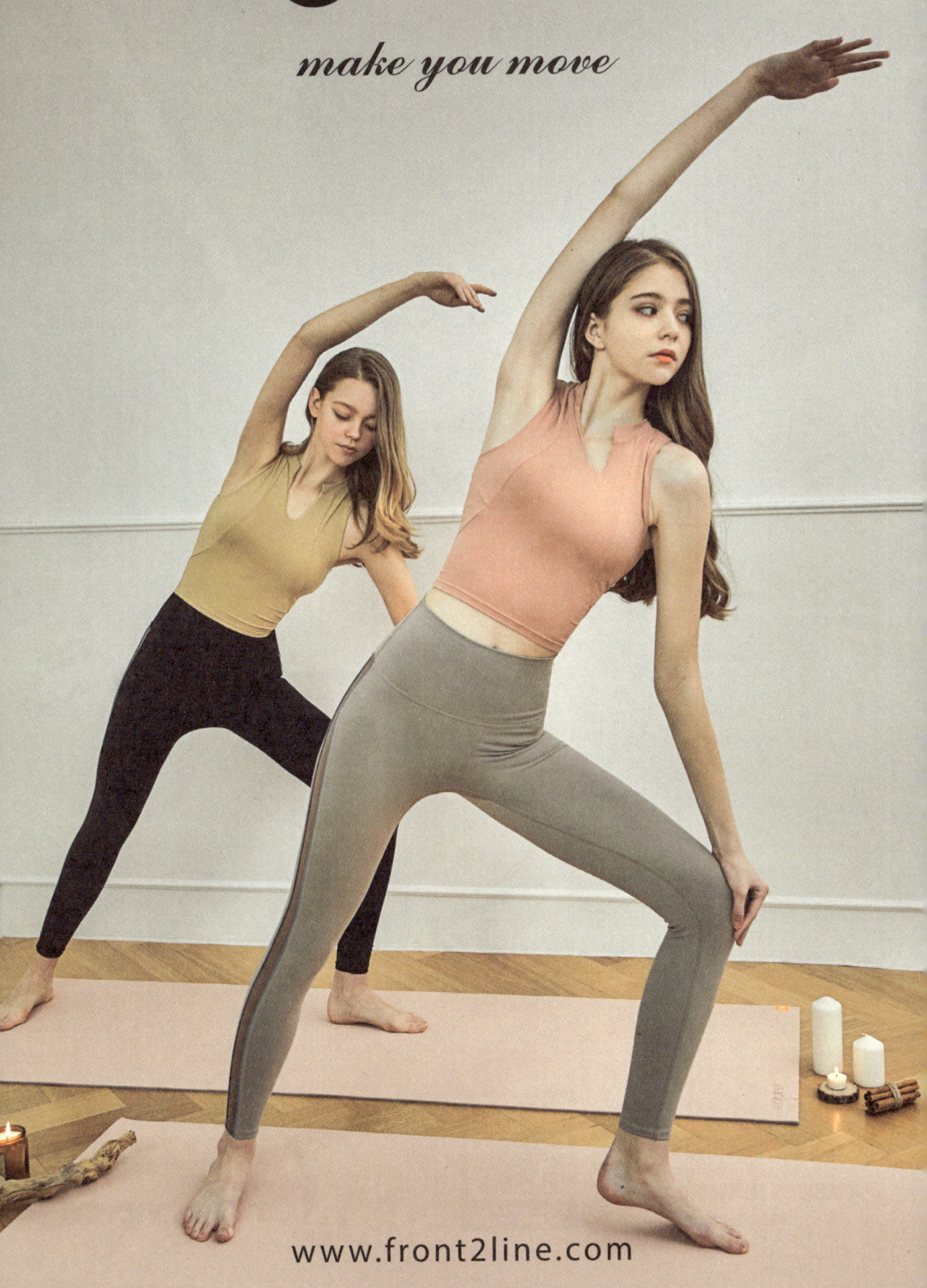

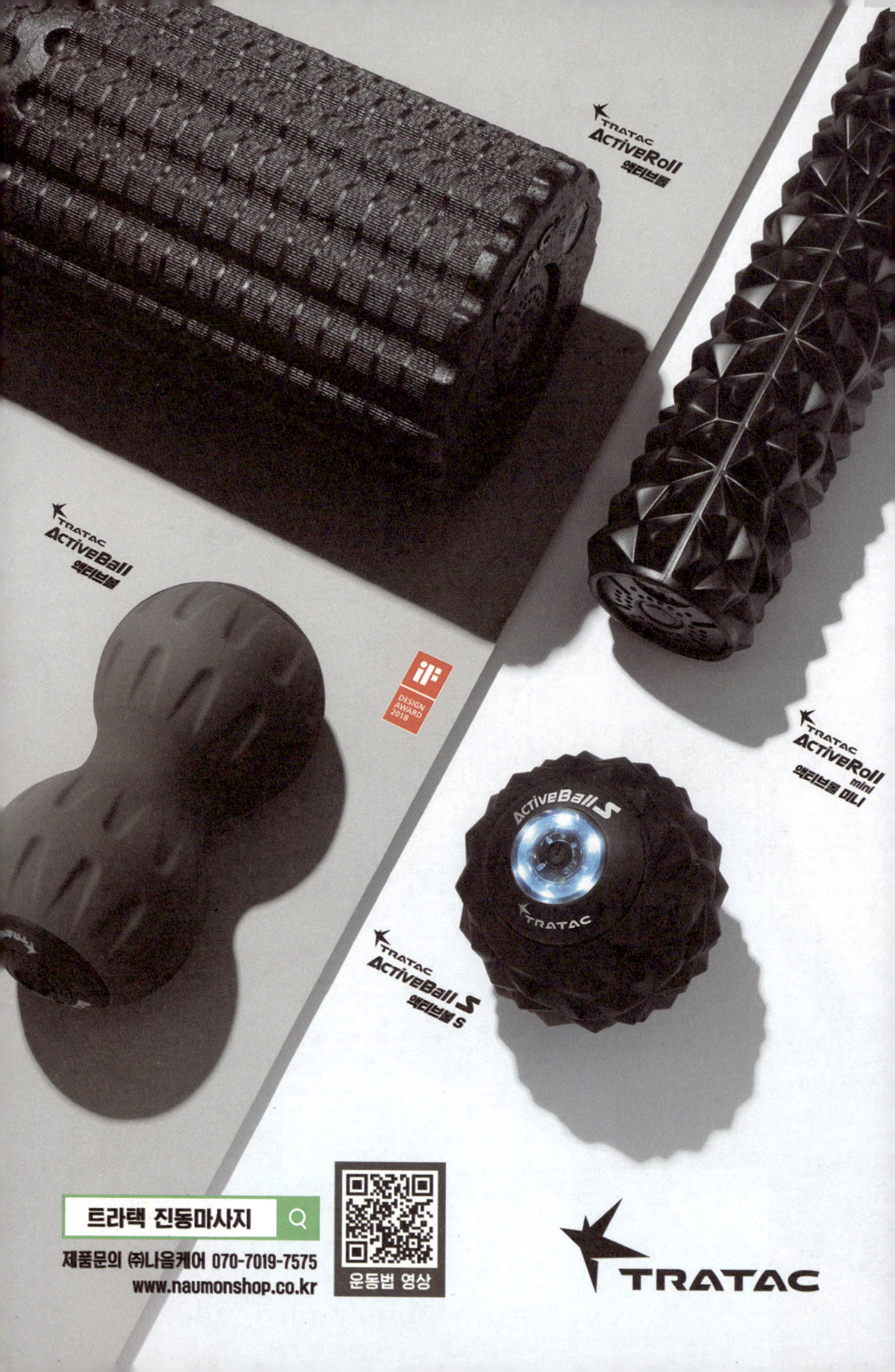

TRATAC
ActiveRoll
액티브롤
TRATAC
ActiveBall
액티브볼
iF
DESIGN AWARD 2018
TRATAC
ActiveRoll mini
액티브롤 미니
ActiveBall S
TRATAC
TRATAC
ActiveBall S
액티브볼 S
트라택 진동마사지
제품문의 ㈜나음케어 070-7019-7575
www.naumonshop.co.kr
운동법 영상
TRATAC

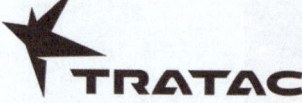

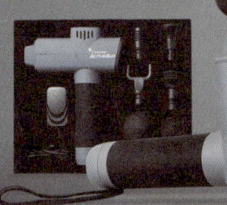

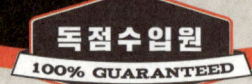

TRIGGERPOINT

커리어 여성의 명품 홈트, 트리거포인트

• 폼롤러와 결합하여 간편수납, 이동이 가능한 THE GRID CAPS & STRAP

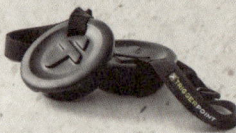

• 컬러 별 다른 강도로 섬세한 릴리즈가 가능한 MB시리즈 멀티덴시티 디자인

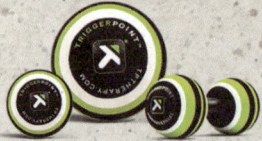

운동법 영상

트리거포인트

제품문의 ㈜나음케어 070-7019-7575
www.naumonshop.co.kr

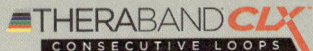

한층 진화한 퍼포먼스
세라밴드 CLX

**9개 연결고리로 더욱 풍부해진
세라밴드 전신운동**

9개 순환고리
강화된 고정 씰

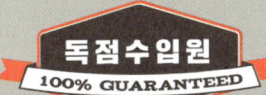

세라밴드 CLX
제품문의 ㈜나음케어 070-7019-7575
www.naumonshop.co.kr

운동법 영상

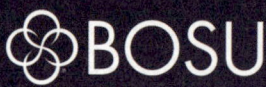

전문가들의 밸런스 트레이닝 파트너

보수 밸런스 트레이너 BOSU Balance Training

공식수입원 100% GUARANTEED

미국 보수 정품 기술

내구성 좋은 돔형 구조
(최대하중 200kg, Elite 기준)

다양한 동작의 코어 트레이닝
(전용 서적 출간)

운동법 영상

보수

제품문의 ㈜나음케어 070-7019-7575
www.naumonshop.co.kr

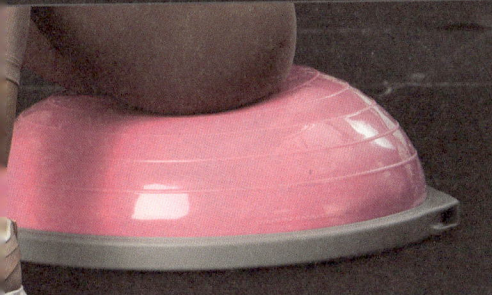

[운동강도 : SOFT]
BOSU PINK 보수 핑크
저강도 트레이닝에 최적화된 소프트 타입
최대 하중 : 113kg

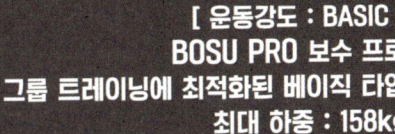

[운동강도 : BASIC]
BOSU PRO 보수 프로
그룹 트레이닝에 최적화된 베이직 타입
최대 하중 : 158kg

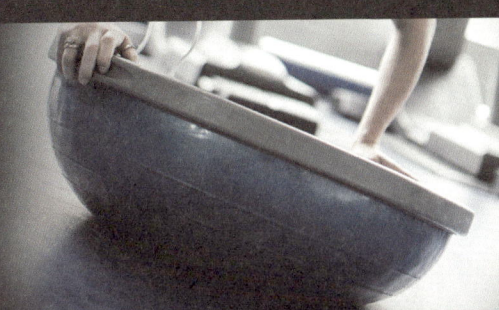

[운동강도 : BASIC]
BOSU NEXZEN PRO 보수 넥스젠 프로
미끄럼 방지 패턴으로 안정성을 높인 타입
최대 하중 : 158kg

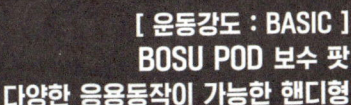

[운동강도 : BASIC]
BOSU POD 보수 팟
다양한 응용동작이 가능한 핸디형

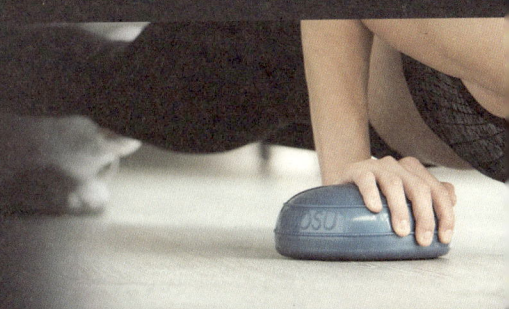

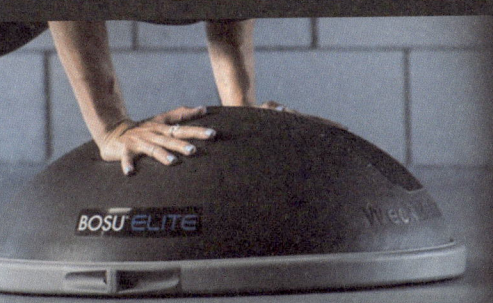

[운동강도 : HARD]
BOSU ELITE 보수 엘리트
고강도 트레이닝에 최적화된 하드타입
최대 하중 : 204kg

NAUM°FIT 건강 운동 연구소

나음핏 건강운동연구소
내게 꼭 맞는
운동큐레이터를 찾았다.

| 나음핏 비전 : 누구나 스스로 건강해질 수 있는 건강 운동 컨텐츠를 제공합니다.

프로그램 01 평일 무료 교육
트레이닝 활용도가 높은 6가지
주요 아이템에 대한 교육

#세라밴드 #짐스틱 #액티브건 #보수
#트리거포인트 #스킬즈

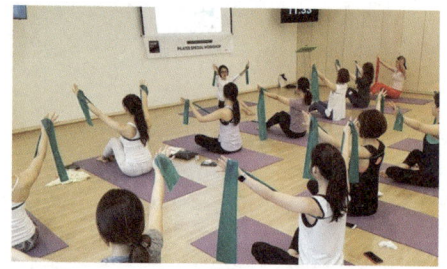

프로그램 02 전문 수료증 교육
전문 협회가 인정한 공식
프로그램 교육

#트리거포인트 레벨1,2,3 #짐스틱 머슬/PT
#보수마인드바디 국제자격코스 등

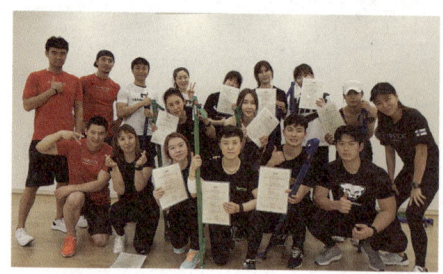

마스터트레이닝양성
전문수료증교육을 통해 브랜드 본사, 교육단체 등
기관에서 공식 인증하는 전문 마스터를 양성합니다.

   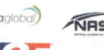

프로그램 03 기업전문 교육 및 멘토링
기업 및 사업장 대상 휘트니스 교육
및 트레이닝 코스

#산업재해 예방 테이핑 교육 #사무직 체형 관리 트레이닝
#운동선수, 트레이닝 멘토링 등

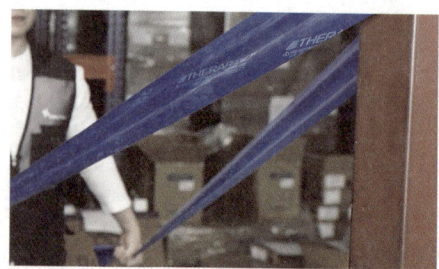

| 컨텐츠 크리에이티브

운동·건강 컨텐츠 제작

누구나 쉽게 따라 하고 건강해질 수 있는
대중적인 운동 및 건강 컨텐츠 제작 배포

 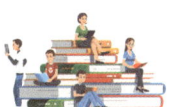 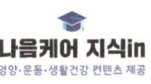  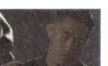 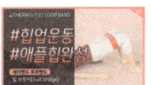   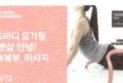

| 누가 참여할 수 있나요?

동작이나 기구의 활용법을
깊이 있게 배우고 싶은
일반인

다양한 운동법을 배우고 익혀,
실력을 키우고 싶은
물리치료사

요가, 필라테스,
트레이너 등
휘트니스 분야 종사자

| 어떤 제품을 주로 교육하나요?

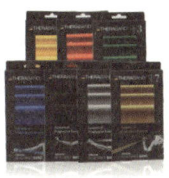 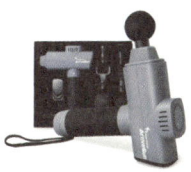 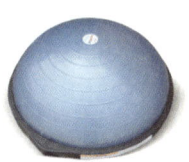 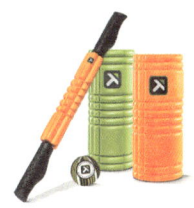

탄성밴드의 대명사
세라밴드

신개념 진동 마사지건
액티브건

오리지널 코어, 밸런스 운동
보수

커리어우먼의 명품 홈트레이닝
트리거포인트

NAUM FIT
건강 운동 연구소

주소 성남시 분당구 성남대로 925번길 11, 203호
      (야탑역 4번출구 도보 2분/롯데리아 2층)
연락처 070-7775-7456
www.naumfit.co.kr

나음핏 건강운동연구소 🔍

검색창에 '나음핏'을 검색하세요.

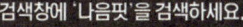

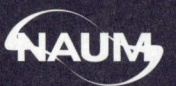

TRATAC MEMBERS CENTER 모집안내

TRATAC MEMBERS란...

세라밴드, 트라택, 트리거포인트, 보수, 짐스틱 등 휘트니스 브랜드 운영사인, '㈜나음케어'와 '휘트니스 센터'간 협약을 통해 소비자에게는 제품의 체험 기회를 제공하고 모집된 센터 [TRATAC MEMBERS CENTER] 에게는 회원유치 기회를 제공하는 파트너쉽 시스템

멤버쉽 가입 혜택

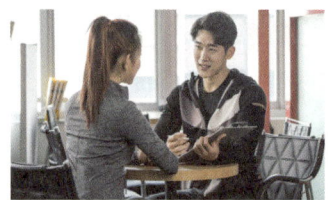

신규 회원 유치 기회
나음케어 고객 대상, 온 오프 판매채널을 통해
TRATAC MEMBERS CENTER 홍보 및 방문유도

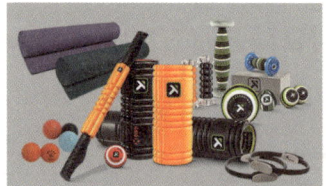

자사 상품 무상 지원(프리미엄 센터 한정)
연간 50만원 상당(소비자가 기준)의
자사 제품 무상 세팅

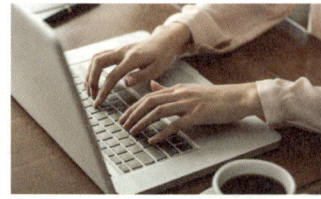

센터 홍보(인증센터 한정지원)
나음케어 채널을 통한 센터 안내 및 홍보
(블로그, 홈페이지, 온라인 광고안 등)

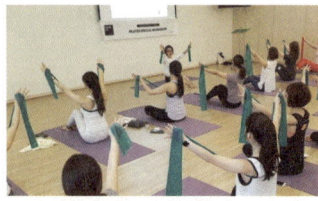

전문가 교육, 무료 또는 할인
자사 제품 전문 교육센터 [나음핏] 수강신청 시,
무료 또는 할인 혜택

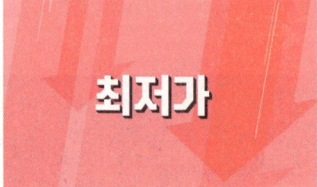

자사 신제품 최저가 구매
신제품 소식 최우선 안내 및
최저가 구매

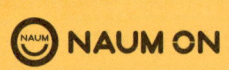

향후 회원대상 제품 판매 플랫폼 제공
TRATAC MEMBERS 고객들을
위한 제품 특가 판매 플랫폼 제공

TRATAC MEMBERS 세부 프로세스

나음케어 → ◆ TRATAC MEMBERS CENTER 홍보 및 위치 안내

소비자 → ◆ 사전 예약(전화)
◆ 구매제품 소지하여 TRATAC MEMBERS CENTER 방문
◆ 트레이닝 실시

TRATAC MEMBERS ZONE → ◆ 1회 무료 트레이닝 실시(30분)
◆ 상담 및 회원 유치

TRATAC MEMBERS CENTER 등급별 운용

[프리미엄 CENTER]

조건 : 1년 계약 / 월 1회 자사 제품 활용한 영상 컨텐츠 제공(가이드 제시)
자사 제품 구매고객 30분 무료 트레이닝 시행처

혜택 : 연간 현물 50만원 상당 물품지원(소비자가 기준)
자사제품 구매 시 최대 40% 할인혜택(프리미엄 CENTER는 우선 계약된 센터 기준으로 500m이내는 모집하지 않습니다)

[일반 CENTER]

조건 : 1년 계약
자사 제품 구매고객
30분 무료 트레이닝 시행처

혜택 : 센터 홍보
자사 제품 구매 시, 최대 30% 할인혜택
(일반 CENTER는 우선 계약된 센터 기준으로 100m이내는 모집하지 않습니다)

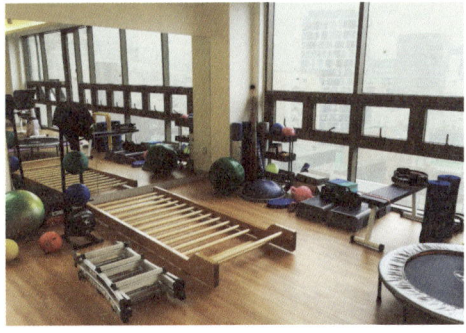

신청방법

사업자등록증 첨부하여 문의 메일 _ naum7575@naver.com 발송
전화 : 나음케어 담당자 _ 070-7019-7575
홈페이지 : www.naumcare.co.kr

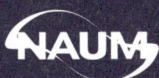

금강기획인쇄

원스탑 서비스로 최상의 퀄리티를 제공하는
비즈니스 파트너, **금강기획인쇄**입니다.

기획디자인 | 인쇄 | 후가공 | 포장 | 배송

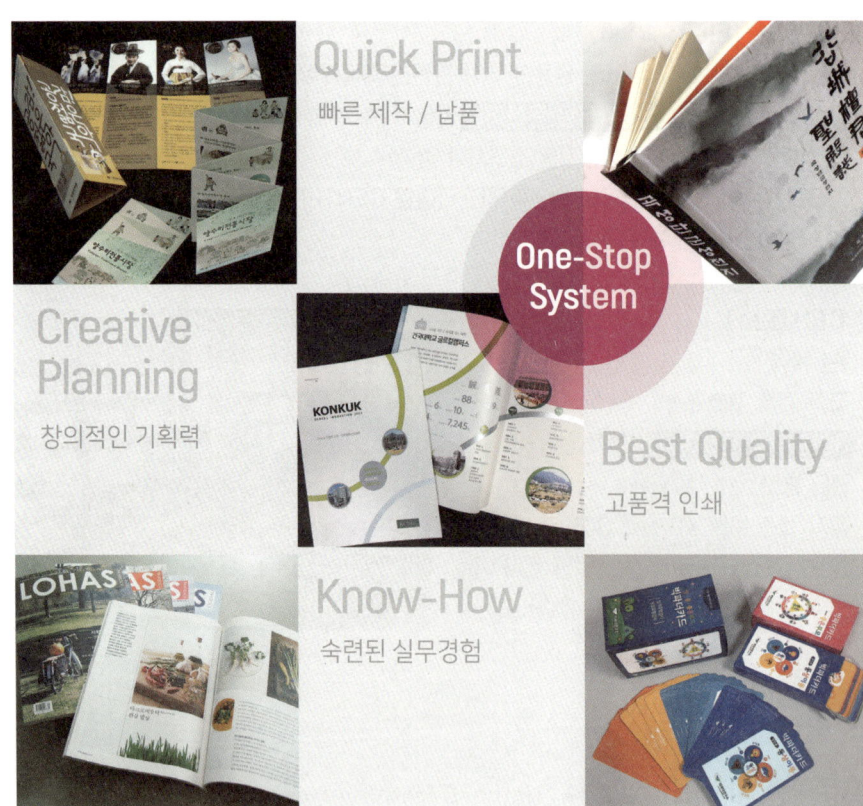

ADDRESS.
- 서울시 중구 퇴계로 37길 18
  세린빌딩 3층
- 서울시 성동구 아차산로 17길26, 4층

CONTACT.
02.2266.6750
sung6759@naver.com

WEBHARD.
kumkang6759 / 6759

WEBPAGE.
www.kkcp.co.kr